Demenz
Der Angehörigenratgeber

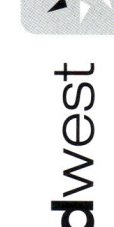

Sabine Kieslich

Demenz
Der Angehörigenratgeber

Inhalt

Bis an die eigenen Grenzen 6
    Angehörigenbericht »Die Liebe muss stark sein« 8

Das schleichende Vergessen: Demenzen und ihre Ursachen 12
Demenz – was ist das? 14
Ursachen für eine Demenz 14
Eiweißablagerungen im Gehirn: die Alzheimerkrankheit 16
Bekannte, aber seltene Demenzerkrankungen 19
    Angehörigenbericht »Weil ein kleiner Teil des Gehirns nicht mehr funktioniert« 21
Durchblutungsstörungen im Gehirn: die vaskuläre Demenz 27
Mischformen 29
    Experteninterview »Forschung« 30
Wie lässt sich Alzheimer und anderen Demenzformen vorbeugen? 36

Der Weg zur sicheren Diagnose 40
Früherkennung ist wichtig 42
Gehört Vergessen zum Alter? – Das Erkennen demenzieller Erkrankungen 42
Wie stellt der Arzt eine Demenz fest? 46
    Experteninterview »Diagnose« 52

Die zwei Säulen der Behandlung: Medikamente und psychologische Begleitung 56
Wie lässt sich eine Demenzerkrankung behandeln? 58
Medikamente zögern das Vergessen hinaus 58
Nicht medikamentöse Therapieverfahren fördern das Wohlbefinden 64
    Experteninterview »Psychotherapie« 66
    Bericht »Erinnerungscafé« 69

Inhalt

Die drei Stadien des Vergessens: Wie eine Demenz verläuft — 76

Die drei Verlaufsstufen einer Demenzerkrankung — 78
    Angehörigenbericht »Krankheitsverlauf« — 84

Das Leben mit Demenz planen — 90

Demenzkranke betreuen – eine verantwortungsvolle und schwierige Aufgabe — 92
Die richtigen Entscheidungen treffen — 94
    Experteninterview »Motive« — 96
Die eigenen Grenzen im Auge behalten — 99
Vorsorgemaßnahmen treffen — 103
    Angehörigenbericht »Hilfe suchen und in Anspruch nehmen« — 106
Hilfe mobilisieren und annehmen — 112
Wenn Pflege und Betreuung zu Hause nicht mehr möglich sind — 117
    Angehörigenbericht »Pflegeheim« — 120

Sich im Alltag einrichten — 128

Orientierung und Sicherheit im Alltag — 130
    Experteninterview »Alleinlebende« — 132
Das Zusammenleben gestalten — 139
    Angehörigenbericht »Tagesgestaltung« — 140
Häufige Probleme im Alltag — 147
    Angehörigenbericht »Schwieriges Verhalten« — 160
    Experteninterview »Umgang« — 166

Anhang — 170

Kontaktadressen — 170
Literatur — 171
Register — 174

Vorwort

Bis an die eigenen Grenzen

Angehörige tragen die Hauptlast der Pflege demenzkranker Menschen und stellen ihre eigenen Bedürfnisse dabei oft in den Hintergrund.

Ein Vorwort von Sabine Kieslich

Während der medizinische Fortschritt den Menschen ein immer längeres Leben beschert, Schönheits- und Gesundheitsindustrie immer weitere Mittel und Methoden ersinnen, um den Körper lange attraktiv, gesund und funktionstüchtig zu erhalten, macht sich in unserer alternden Gesellschaft ein neues Schreckgespenst breit: die Demenz. Die Krankheit selbst ist nicht neu. Dass manch alter Mensch verkalkt und dabei ein wenig seltsam wird, schien zu Beginn des vorigen Jahrhunderts, als weltweit nur wenige das 65. Lebensjahr und mehr erreichten, zum Alter dazuzugehören. Neu und beunruhigend ist aber, dass deutschlandweit mittlerweile 50 000 Menschen jährlich an Alzheimer erkranken, der häufigsten Ursache für eine Demenz. Wie es den Betroffenen ergeht, hat der Journalist und Buchautor Michael Jürgs in einem Artikel für die Frankfurter Allgemeine Zeitung eindringlich beschrieben: »*In der Tat sind sie erschöpft und ausgelaugt, denn das Festklammern im Jemandsland vor dem Abgang ins Niemandsland kostet sie Kraft. Bis sie nicht mehr verbergen können, dass sie anders geworden sind. Weder vor der Familie noch vor ihren Kollegen. Bis die Hilfskonstruktionen sie nicht mehr tragen. Bis sie abstürzen ins Nichts. Gefangen in einem Labyrinth, das nicht einmal einen Ausgang hat, wächst unaufhörlich und schleichend die Angst vor totaler Isolation. Eine Angst, die sie anfangs vor Entsetzen geradezu lähmt, von der sie irgendwann nicht einmal mehr erzählen, sich mitteilen und damit die Last mit anderen teilen – können, weil am Ende ihre zu Leerformeln degenerierte Sprache kaum mehr einer versteht. Sie werden sich auf der Abreise in die Nacht selbst fremd, und ihre Verzweiflung lässt gleichzeitig die verzweifeln, die sie doch als ganz andere Menschen kannten.«*

Auch die Angehörigen müssen hilflos ertragen, was in den meisten Fällen nicht zu ändern ist. Sie erleben nicht nur mit, wie der vertraute Mensch sich unaufhaltsam verändert, sondern werden auch vor neue, bisher nicht gekannte praktische und organisatorische Herausforderungen gestellt. Den Partner, die Mutter oder den Vater nach der Diagnose »einfach im Stich zu lassen« ist für die meisten undenkbar. So kümmern sich viele mit rührender Liebe um ihre zunehmend hilfloser werdenden Kranken, ertragen den geistigen und körperlichen Verfall, stützen und unterstützen, waschen, füttern, wechseln verschmutzte Laken und entsorgen Windeln. Dabei müssen sie lernen, mit den Ängsten der Erkrankten, der ziellosen Unruhe, den Aggressionen und schließlich dem leeren Blick und der Sprachlosigkeit fertig zu werden. All dies nehmen sie auf sich in dem Wissen, dass auch die hingebungsvollste Pflege den Erkrankten nicht zu heilen vermag. Dennoch wissen viele Pflegende in Gesprächen auch von schönen Momenten zu berichten, von gemeinsamen Reisen und Ausflügen oder lustigen Begebenheiten, zu denen die Verwirrtheit manchmal Anlass gibt. Nur nebenbei lassen sie mit einfließen, dass die Pflege sie ab und zu bis an die Grenzen ihrer Kraft bringt.

Damit sie unter der Belastung nicht zusammenbrechen, brauchen Angehörige viel Wissen rund um die Krankheit und wie man mit ihr umgeht. Sie müssen den Kranken verstehen lernen und auch mit seinem manchmal recht schwierigen Verhalten umzugehen wissen. Sie brauchen Informationen über Entlastungsangebote, Hilfsmittel, Vorsorgemaßnahmen, finanzielle Möglichkeiten und nicht zuletzt die Erkenntnis, dass man die eigenen Grenzen über dem anstrengenden Pflegealltag nicht aus dem Blick verlieren darf.

Vorwort

»Die Liebe muss stark sein«
Ingeborg H., 72 Jahre, pflegte ihren alzheimerkranken Mann bis zu seinem Tod.

Mein Leben lang war ich gefordert. Erst habe ich meine Mutter gepflegt und meine jüngste Schwester großgezogen. Später, nach dem Tod meiner Mutter, habe ich mich um meinen Vater gekümmert. Die Alzheimerkrankheit meines Mannes aber hat mich am allermeisten getroffen. Mein Mann ist 75 Jahre alt geworden. Erste Symptome zeigten sich mit 65. Damals konnte er zum Beispiel die Uhr nicht mehr lesen. Später kam er auch mit dem Geld nicht mehr zurecht. Manchmal hat er in einem kleinen Kiosk ausgeholfen. Dessen Besitzer habe ich gefragt, ob ihm schon aufgefallen sei, dass mein Mann keine Summen mehr addieren könne. Der wollte es erst gar nicht glauben. Anfangs lassen sich Demenzkranke ja noch nichts anmerken.

»Der Kopf weiß nicht mehr, was die Hände tun sollen«
Ich hatte einen sehr zurückhaltenden Mann, der sein Inneres nie so richtig nach außen gekehrt hat. Anfangs habe ich seine Krankheit aus Rücksicht auf seine Gefühle nicht angesprochen. Später, als sie dann offensichtlich wurde, er beispielsweise die Suppe mit der Gabel essen wollte, habe ich gesagt: »Rudi, du hast eine Krankheit bekommen. Es ist so, dass dein Kopf nicht mehr so recht weiß, was die Hände machen sollen.« So einfach habe ich es ausgedrückt. »Ach, Inge«, hat er daraufhin gesagt, »wo denkst du hin? Natürlich weiß ich noch alles!« Demenzkranken fällt es eben schwer, die Krankheit vor sich und anderen einzugestehen. Denn welcher Mensch möchte schon unzulänglich sein?
Was mir am meisten zu schaffen gemacht hat, war, dass ich mich mit meinem Mann nicht mehr so wie früher unterhalten konnte.

Das war für mich das Schlimmste. Ich habe zwar immer noch mit ihm gesprochen, aber es kam nichts mehr zurück. Er hat nur noch zugehört. Eigentlich ist er nie ein besonders zärtlicher Mensch gewesen, die Zärtlichere war immer ich. Und das habe ich auch so beibehalten. Eine liebevolle Geste – ein Streicheln oder eine Umarmung – hat immer ein Lächeln auf sein Gesicht gezaubert. Auch später noch. Dass ich bei ihm bin, war ihm wichtig.

»Das Gefühl für den Partner ändert sich im Laufe der Krankheit«
Unser Bekanntenkreis hat sich mehr und mehr von uns zurückgezogen. Zum Schluss sind uns nur noch zwei Freunde geblieben. Das war für mich schon sehr bitter. Trotzdem spreche ich nicht schlecht von unseren früheren Freunden. Sie wussten mit der Krankheit eben nicht umzugehen. Dabei hätten sie nichts anderes tun zu brauchen, als einfach sie selbst zu sein.
Das Gefühl für den Partner ändert sich, je weiter die Krankheit fortschreitet. Man ist nicht mehr die liebende Frau, sondern erfüllt die Funktion einer Mutter. Das eigene Ich muss man völlig hintanstellen. Dabei fühlt man sich selbst längst noch nicht alt. Anfangs konnten wir noch vieles gemeinsam unternehmen. Oft sind wir spazieren gegangen. »Weißt du was, Rudi?«, habe ich dann manchmal gesagt. »Wir essen jetzt hier in der Stadt, dann brauche ich zu Hause nicht mehr zu kochen.« Doch auf einmal wollte er das nicht mehr. Im Restaurant hat er die Portionen nicht mehr bewältigt. Das war ihm sehr unangenehm. Einmal hat er sogar versucht, die Reste seiner Mahlzeit in einer Serviette zu verstecken. Und da habe ich gewusst, es hat keinen Sinn mehr, mit ihm essen zu gehen.
Mit dem Spazierengehen wurde es ebenfalls immer schlechter. Er hatte immer weniger Kraft und Ausdauer. Auch für nichts mehr Interesse. Dass ich meinen Mann trotz all meiner Bemühungen nicht mehr dazu motivieren konnte, am Leben teilzuhaben, hat

Vorwort

mich sehr deprimiert. Aber er konnte ja nichts dafür, schließlich hatte er sich sein Schicksal nicht selbst ausgesucht.

»Nachts bin ich bis zu 15-mal aufgestanden«

Bevor mein Mann ins Krankenhaus kam, bin ich nachts bis zu 15-mal aufgestanden. Er war sehr unruhig damals, hat immer »Inge« gerufen, »da ist etwas!« Natürlich war nichts, dennoch bin ich bei ihm sitzen geblieben, habe seine Hand gehalten und beruhigend auf ihn eingeredet: »Rudi, da ist gar nichts. Schau mal, ich bin doch jetzt bei dir.« Ich habe dann unsere Betten so hingestellt, dass er mich immer sehen konnte. Außerdem habe ich ein Licht installieren lassen, das automatisch anging, wenn er sich bewegte. Ich habe gesagt: »Heb deine Hand, wenn du dich fürchtest, und dann wirst du sehen, da ist gar nichts.«

Aber seine Unruhe während der letzten Wochen ließ sich kaum mildern. Ich war während dieser Zeit überhaupt nicht mehr ausgeschlafen. Musste meine ganze Energie zusammennehmen, um nicht manchmal unwirsch zu reagieren. In solchen Momenten habe ich mir immer gesagt: »Inge, er kann nichts dafür. Wenn du jetzt einen Aufstand machst, verschreckst du ihn nur.« Und das wollte ich ja auch nicht.

»Ich habe meine Grenzen zu spüren bekommen«

Leicht ist mir das alles nicht gefallen. Die eigenen Grenzen habe ich deutlich zu spüren bekommen. Einen demenzkranken Partner zu pflegen geht eigentlich nur mit Liebe. Die Liebe, die man immer für ihn empfunden hat, darf man in den Jahren der Krankheit nicht verlieren, sonst schafft man es nicht. Ich weiß noch, als ich ihm das erste Mal beim Toilettengang helfen musste, da liefen ihm auf einmal Tränen übers Gesicht. Ich habe gesagt: »Schau mal, Rudi, wenn ich deine Krankheit hätte, würdest du dasselbe für mich tun.« Das hat ihn getröstet. Und schließlich musste ich es ja auch machen – Tag für Tag. Die Pflege wurde immer intensiver. Das ging morgens los mit dem Waschen. Anziehen. Ihn im Stehen anzuziehen ging irgendwann gar nicht mehr, die Unterwäsche habe ich ihm dann im Liegen übergestreift. Und für den Rest habe ich ihn hingesetzt – wie ein kleines Kind. Danach habe ich ihn an den Esstisch gesetzt und gefragt, was er frühstücken möchte. Die Portionen wurden mit der Zeit immer kleiner und später habe ich ihn gefüttert. Als das Zittern hinzukam, blieb nichts mehr auf der Gabel.

»Man ist gefordert und hat keine andere Wahl«
Mir wurde zeitlebens gesagt, ich sei eine starke Frau. Doch in Zeiten größter Verzweiflung habe ich manchmal gedacht, ich pfeife darauf, stark zu sein. Ich möchte gerne schwach sein. Jemand soll mir bitte helfen. Dennoch habe ich mich nie auf die Hilfe anderer verlassen. Man ist gefordert und es bleibt nur eine Möglichkeit: Stark sein und durch.
In der Woche bevor mein Mann gestorben ist, war er einige Male gestürzt. An einem Abend, als ich ihn fertig gemacht habe fürs Bett, fühlten sich seine Hände sehr heiß an. Also habe ich einen Notarzt gerufen. Er hat meinem Mann eine Spritze gegeben und gesagt, er müsse sofort ins Krankenhaus und dass es sehr schlimm um ihn stehe. Danach ging alles sehr schnell.
Es ist mir nie lästig geworden, meinen Mann zu pflegen. Ich würde alles noch einmal machen – wäre er doch noch da. Oft träume ich von ihm, aber nie von seiner Krankheit. Er ist für mich immer der Mensch geblieben, der er früher war. Ich habe nie das Gefühl gehabt, ein Opfer zu bringen. Auch nie ein schlechtes Gewissen gehabt. Stets war ich mir sicher, ich tue das, was ich kann und was er braucht. Ich habe immer versucht, ihm das Gefühl zu geben, hier hat mich jemand lieb.

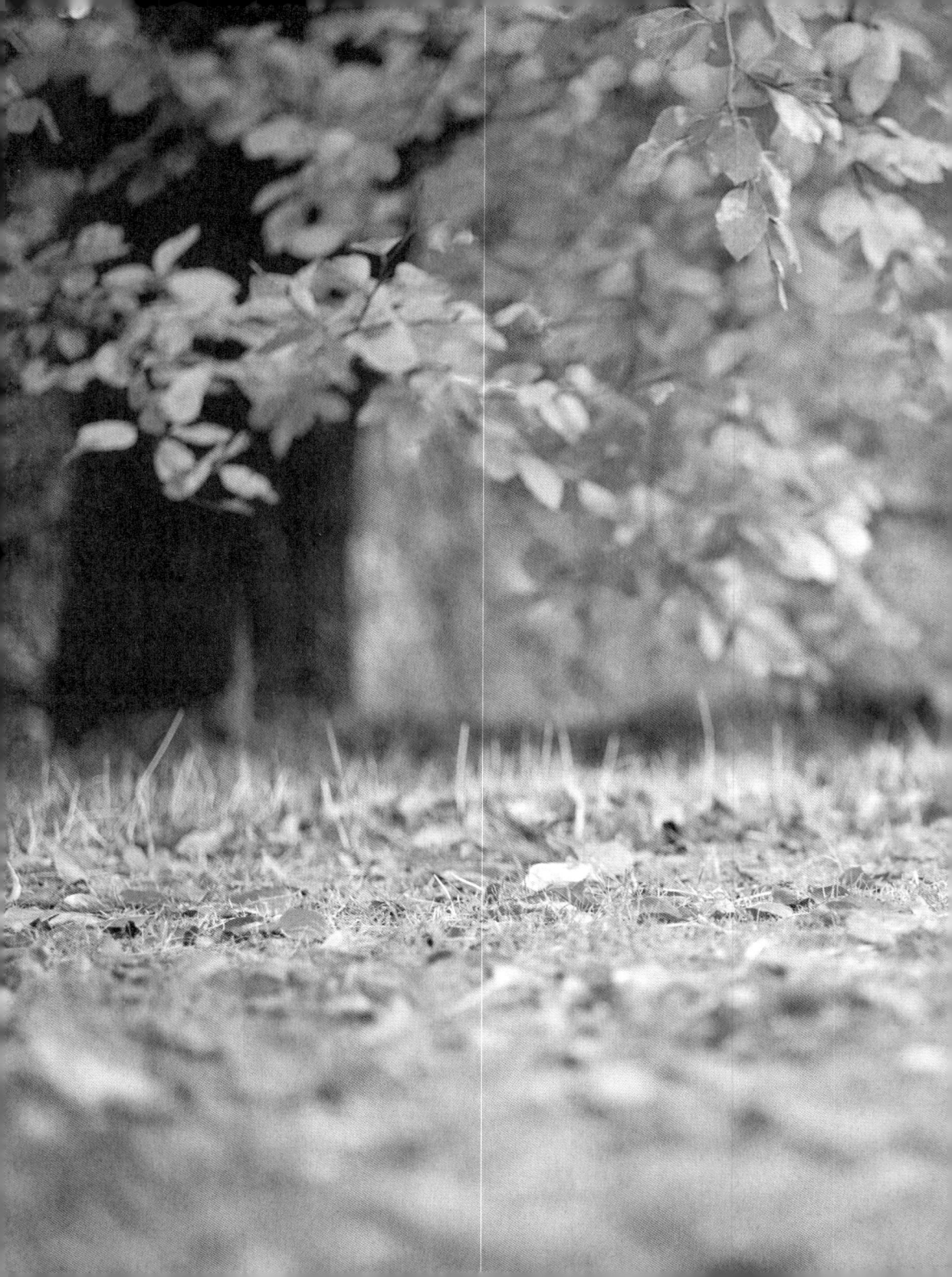

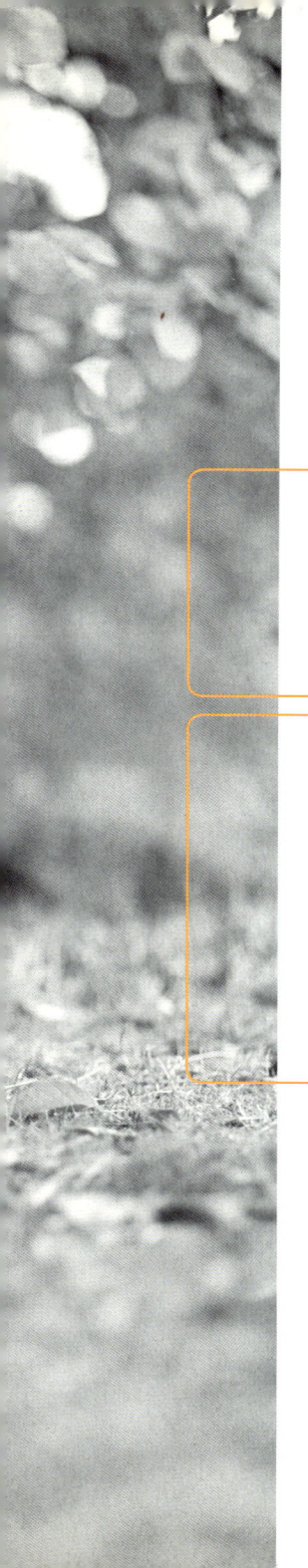

Das schleichende Vergessen: Demenzen und ihre Ursachen

Die meisten merken es kaum, wenn es beginnt – mit kleinen Vergesslichkeiten. Der Schlüssel wird verlegt, das Portemonnaie gesucht, Wörter und Namen fallen nicht mehr ein, der Weg vom Supermarkt nach Hause wird nicht mehr gefunden. Erst viel später zeigt sich, dass dies die ersten Zeichen der Krankheit waren, die das ganze Leben verändert.

Das schleichende Vergessen

Demenz – was ist das?

Der Begriff Demenz leitet sich vom lateinischen »dementia« ab und bedeutet wörtlich übersetzt »ohne Verstand«. Als Demenz werden gleich mehrere Erkrankungen des Gehirns bezeichnet, in deren Verlauf geistige Fähigkeiten wie Gedächtnis und Orientierung, Sprache, Auffassungsgabe oder Urteilsvermögen immer mehr nachlassen. Auch die Persönlichkeit der Betroffenen verändert sich im Laufe der Krankheit zusehends, sie werden unruhig oder sogar aggressiv. Zum Schluss erkennen sie ihre liebsten Menschen nicht mehr.

Ein Mensch mit Demenz leidet unter einer Krankheit, in deren Verlauf seine geistigen Fähigkeiten allmählich verschwinden.

Experten schätzen, dass heute weltweit etwa 24 Millionen Menschen an einer Demenz leiden. Allein in Deutschland sind nach Schätzungen mehr als eine Million Menschen betroffen. Die Zahl der Neuerkrankungen beträgt jährlich fast 200.000. Dieweil in unserer Gesellschaft der Anteil älterer Mitbürger zunimmt, rechnen Experten für das Jahr 2050 mit bis zu drei Millionen Betroffenen. Die Gefahr, an einer Demenz zu erkranken, steigt mit dem Alter. Ist in der Altersgruppe der 60- bis 70-Jährigen einer von 100 betroffen, so leidet von den über 90-Jährigen schon fast jeder Dritte an einer mittelschweren oder schweren Demenz.

Hauptrisikofaktor für eine Demenz ist das Alter. Beginnend mit dem 60. Lebensjahr, verdoppelt sich das persönliche Risiko, an einer Demenz zu erkranken, etwa alle fünf Jahre.

Ursachen für eine Demenz

Demenzerkrankungen können bis zu 100 verschiedene Ursachen haben. Die häufigste ist die gefürchtete Alzheimerkrankheit. Vaskuläre Demenz als Resultat von Durchblutungsstörungen im Gehirn ist

Zu viel Nervenwasser im Gehirn

INFO

Gleichgewichtsstörungen, Probleme beim Gehen und später auch Inkontinenz, Aufmerksamkeitsstörungen und Vergesslichkeit können auch eine Folge eines sogenannten Altershirndrucks sein. Fachleute sprechen von einem **Normaldruckhydrozephalus**. Aus noch ungeklärten Gründen kommt es hierbei zu einer Erweiterung der Hirnkammern. Die Krankheit macht nach Expertenmeinungen einen hohen Anteil an den behandelbaren Demenzformen aus. Allerdings wird sie häufig übersehen. Für die Diagnose ist eine Kernspintomografie notwendig. Wird ein Altershirndruck rechtzeitig erkannt, kann eine Operation helfen. Dabei wird dem Patienten ein von außen einstellbares Ventilsystem eingesetzt, das überschüssiges Hirnwasser über einen Katheter in die Bauchhöhle ableitet.

die zweithäufigste. Weil in beiden Fällen das Gehirn direkt erkrankt ist, sprechen Fachleute auch von primären Demenzformen. Diese hirnorganischen Erkrankungen sind nicht heilbar und lassen sich in ihrem Verlauf lediglich verlangsamen.

Weitere mögliche Gründe für die Einbuße an geistigen Fähigkeiten sind beispielsweise Hirnverletzungen, Vergiftungen durch Arzneistoffe, Alkoholmissbrauch, falsche Ernährung, Stoffwechselstörungen, ein Hirntumor, Störungen der Schilddrüsenfunktion, aber ebenso andere Erkrankungen wie Hirnhautentzündung oder Parkinson. Werden Hirnleistungsstörungen durch äußere Einflüsse oder andere Krankheiten ausgelöst, sprechen Fachleute auch von sekundärer Demenz. Einige der zahlreichen Krankheiten und Störungen können sehr gut medizinisch behandelt werden. Deshalb ist es besonders wichtig, die Ursachen schnell durch einen Arzt abklären zu lassen und die passende Behandlung zu finden.

Die Ursachen für eine Demenz können sehr vielfältig sein. Auf jeden Fall ist es wichtig, zugrunde liegende Krankheiten und Störungen schnellstmöglich ärztlich abklären zu lassen.

Das schleichende Vergessen

Eiweißablagerungen im Gehirn: die Alzheimerkrankheit

Zu Beginn des vergangenen Jahrhunderts beobachtete und beschrieb der fränkische Arzt und Wissenschaftler Alois Alzheimer (1864 bis 1915) die Symptome einer Demenz. Er begleitete seine an einer Geisteskrankheit leidende Patientin Auguste Deter, bis sie an ihrer Krankheit starb. Nach ihrem Tod untersuchte er das Gehirn und fand etwas, das ihm »eigenartig« vorkam: zahlreiche kleine Ablagerungen von der Größe eines Reiskorns sowie verklumpte Bündel von Nervenfasern. In diesen Veränderungen vermutete er die Ursachen für die seltsame Krankheit, die später nach ihm benannt werden sollte.

Die Alzheimerkrankheit ist ein sehr langsam fortschreitender Untergang von Nervenzellen und Nervenzellkontakten im Gehirn.

Das menschliche Gehirn besteht aus mehr als 100 Milliarden Gehirnzellen mit 100 Billionen Kontakten untereinander. Die Alzheimerkrankheit ist – wie man heute weiß – ein sehr langsam fortschreitender Untergang von Nervenzellen und Nervenzellkontakten. Damit ist auch ein Rückgang der Hirnmasse verbunden (Hirnatrophie). Es sind besonders jene Bereiche im Gehirn betroffen, die für das Gedächtnis und die Denkfähigkeit wichtig sind.

Was verursacht Alzheimer?

Heute weiß man über die Krankheitsmechanismen mehr: Wie Wissenschaftler herausgefunden haben, sind fehlerhafte Stoffwechselvorgänge für den Untergang der Nervenzellen verantwortlich. Ein Bestandteil der Zellhaut wird an der falschen Stelle gespalten. So entstehen Bruchstücke, die sich zu für Nervenzellen schädlichen Eiweißklumpen, Amyloid-Plaques genannt, zusammenfügen. Die Nervenzellen in unmittelbarer Nachbarschaft dieser Plaques können nicht mehr arbeiten und sterben ab. Im Zellinnern bilden sich außerdem Bündel wirr verknäulter Eiweißstränge, sogenannte Neurofibrillen. Sie bestehen hauptsächlich aus einer bestimmten Proteinart, dem Tau-Protein. Dieses Protein sorgt normalerweise dafür, dass die Strukturen, über die Substanzen innerhalb der Zelle zu den Synapsen (Kontaktstellen zwischen den Nervenzellen) transportiert werden, stabil bleiben. Erfüllt das Tau-Protein seine Aufgabe nicht mehr, zerfallen die winzigen Hohlfasern und der Stofftransport zu den Synapsen ist unterbrochen. Die Lebensvorgänge in der Zelle werden nach und nach lahmgelegt.

> Bei Alzheimer lassen im mittleren bis späteren Lebensalter fehlerhafte Stoffwechselvorgänge nach und nach immer mehr Nervenzellen im Gehirn absterben. Diese Krankheit ist mit sechs bis sieben von zehn Fällen die häufigste Ursache für eine Demenz – und bis heute nicht heilbar.

Die Rolle der Botenstoffe

Weil in bestimmten Bereichen des Gehirns Nervenzellen absterben, entsteht ein Mangel an Botenstoffen, die in diesen Hirnregionen gebildet werden. Grundsätzlich kommunizieren Nervenzellen über chemische Botenstoffe, sogenannte Neurotransmitter, von denen es gleich mehrere gibt. Sie leiten die Nervenimpulse im Nervensystem weiter. Kommt einer davon im Übermaß oder zu wenig vor, gerät das feine Zusammenspiel der Nervenzellen in Unordnung. Als Folge können neurologische Störungen oder seelische Krankheiten entstehen. Bei der Alzheimerkrankheit sind vor allem die Entstehung und der Abbau der Botenstoffe **Acetylcholin** und **Glutamat** aus dem Gleichgewicht geraten. Während Fachleute beim Acetylcholin ein Zuwenig als Ursache für die Symptome der Alzheimerdemenz erkannt haben, gehen sie im Fall des Glutamats von einem Zuviel aus.

> Die Nervenzellen im Gehirn kommunizieren über chemische Botenstoffe, Neurotransmitter genannt. Bei Alzheimer gerät das feine Zusammenspiel wichtiger Botenstoffe aus dem Gleichgewicht. Dadurch kommt es zu einer Störung bei der Signalübermittlung.

Das schleichende Vergessen

Der Botenstoff **Acetylcholin** ist wichtig fürs Lernen. Fehlt er, können elektrische Impulse zwischen den Nervenzellen nicht mehr richtig übertragen werden und im komplizierten Informationsnetzwerk des Gehirns kommt es zu Fehlern. Weil sich neue Eindrücke nicht mehr richtig abspeichern lassen, wird wirksames Lernen unmöglich. Zugleich lässt sich früher Gelerntes nicht mehr abrufen, was sich in den für die Alzheimerkrankheit typischen Erinnerungsstörungen äußert.

Bei der Alzheimerkrankheit kommt es zu einem Mangel an dem für den Lernvorgang wichtigen Botenstoff Acetylcholin im Gehirn.

Ebenso wichtig wie Acetylcholin ist **Glutamat** für die Nervenzellen. Dieser für das Gedächtnis zuständige Botenstoff sorgt dafür, dass die Nervenzellen in bestimmten Hirnregionen angeregt und aktiviert werden. Normalerweise verfügt bereits jede Nervenzelle über eine bestimmte Mindestmenge an Glutamat. Diese geringe Aktivierung bezeichnen Fachleute als Grundrauschen. Bei der Alzheimerkrankheit nimmt die Menge an Glutamat zu, das Grundrauschen wird also lauter. Schüttet nun eine Nachbarzelle zusätzliches Glutamat aus, um einen Impuls weiterzugeben, kommt nichts davon an, sondern er geht im Grundrauschen einfach unter. Aber nicht nur Informationen und Erinnerungen gehen so verloren, ein Übermaß an Glutamat wirkt sich noch weitaus schlimmer auf das Gehirn aus: Die Überdosis an dem Botenstoff schädigt die Nervenzellen, die regelrecht vergiftet werden. Sie sind der Dauererregung irgendwann nicht mehr gewachsen und sterben ab. Auf diese Weise pflanzt sich die Zerstörung der Signalleitungen im Gehirn immer weiter fort mit der Folge, dass die Gehirnfunktionen irgendwann merklich nachlassen. Und wie verhält es sich mit dem Glutamat in unserer Nahrung? Wirkt der Geschmacksträger, der beispielsweise in Fertiggerichten, Kartoffelchips oder Würzsoßen steckt, als heimliches Nervengift? Glutamat, das mit dem Essen aufgenommen

Der Botenstoff Glutamat ist für Lern- und Gedächtnisvorgänge unerlässlich. Wird aber zu viel davon ausgeschüttet, schädigt er die Nervenzellen im Gehirn.

wird, habe grundsätzlich keinen Einfluss auf das Entstehen oder den Verlauf der Alzheimerkrankheit, meldete sich unlängst die Deutsche Gesellschaft für Ernährung zu Wort. In Maßen genossen, gelte es als unbedenklich für die Gesundheit.

Fehlerhafte Gene als Ursache für Alzheimer

Was die Alzheimerkrankheit letztlich auslöst, hat die Wissenschaft noch nicht vollständig geklärt. In den meisten Fällen wirken mehrere Faktoren zusammen wie Alterungsprozesse und Vorschädigungen des Gehirns. In weniger als zwei Prozent aller Fälle verursacht die Veränderung eines einzelnen Gens die Krankheit. Liegt eine Mutation auf den Chromosomen 1, 14 oder 21 vor, läuft die Hälfte aller Nachkommen des Betroffenen statistisch gesehen ebenfalls Gefahr zu erkranken. Merkmale für solche Familien sind, wenn es mehrere ähnliche Krankheitsfälle in verschiedenen Generationen gibt und die ersten Symptome bereits vor dem 60. Lebensjahr auftreten. Mehrere Fälle erst nach dem 70. Lebensjahr einsetzender Erkrankungen in der Familie bedeuten aber nicht, dass es sich um eine erbliche Form der Krankheit handelt.

Erbliche Formen der Alzheimerkrankheit sind sehr selten. In einem solchen Fall treten die ersten Symptome in der Regel bereits vor dem 60. Lebensjahr auf.

Bekannte, aber seltene Demenzerkrankungen

Für die hier genannten, selteneren Demenzformen gilt dasselbe wie für die Alzheimerkrankheit: Auch sie sind neurodegenerativ bedingt. Das bedeutet, dass die Krankheit unmittelbar im Gehirn beginnt. Dadurch, dass die Nervenzellen geschädigt werden und absterben, wird das Gehirn in seiner Funktion beeinträchtigt. Und auch für diese Formen gibt es bis heute noch keine Heilung.

Demenz mit Lewy-Körperchen

Neben der Alzheimerdemenz gibt es noch eine Reihe weiterer neurodegenerativer Demenzerkrankungen. Auch bei ihnen spielen Eiweißablagerungen im Gehirn eine Rolle. Die sehr seltene Lewy-Körperchen-Demenz lässt sich nur schwer von der Alzheimerkrankheit unterscheiden. Kennzeichen für eine Lewy-Körperchen-Demenz sind starke Schwankungen der geistigen Leistungsfähigkeit und der Aufmerksamkeit, optische Halluzinationen und leichte Parkinsonsymptome wie unwillkürliches Zittern der Hände und steife Bewegungen. Wobei nicht alle Symptome auch tatsächlich auftreten müssen. Stürze und kurze Bewusstlosigkeiten kommen ebenfalls häufig vor.

> Lewy-Körperchen sind Eiweißablagerungen im Gehirn, wie sie sonst bei Parkinson vorkommen. Charakteristische Symptome sind deshalb – wie bei Parkinsonpatienten – kleine Schritte beim Gehen, starre und zittrige Bewegungen.

Frontotemporale Demenz (Pick-Krankheit)

Bei dieser Krankheit werden zunächst die Nervenzellen im Stirn- und Schläfenbereich (Fronto-Temporal-Lappen) des Gehirns abgebaut. Weil von hier aus beispielsweise die Gefühle und das Sozialverhalten gesteuert werden, fallen bei den Betroffenen anfangs meist Veränderungen der Persönlichkeit und des zwischenmenschlichen Verhaltens auf. Sie benehmen sich beispielsweise aggressiv, taktlos oder teilnahmslos. Maßloses Essen gehört ebenfalls zum Krankheitsbild. Im Verlauf der Krankheit treten Sprachstörungen auf und das Gedächtnis lässt nach. Eine Frontotemporale Demenz zu diagnostizieren kann sehr schwierig sein. Weil zu Beginn der Erkrankung die Persönlichkeits- und Verhaltensänderungen im Vordergrund stehen, wird diese Form der Demenz nicht selten mit psychischen Störungen wie

> Weil bei der Frontotemporalen Demenz Persönlichkeits- und Verhaltensänderungen im Vordergrund stehen, wird sie nicht selten mit anderen psychischen Erkrankungen verwechselt.

Angehörigenbericht

Depression, Burnoutsyndrom, Schizophrenie oder Manie verwechselt. Da die Krankheitsursachen noch nicht ganz geklärt sind, gibt es derzeit noch keine gezielten Therapiemöglichkeiten. Mit Medikamenten wird ᵥ̶ Verhaltensauffälligkeiten bei den Betroffenen zu mildern (um zum Thema gibt es unter www.pick-d

»Weil ein ıicht mehr fur

Peter E., ː ıe an einer Frontote ankheit) leidet.

Angefaı iger Jahre. Eines Tages öffnete ich vers ʹrau adressierten Brief mit dem Absenc «. Darin war ein Bußgelderlass über r ıen Ladendiebstahl. »Das passt doch ch damals. Also habe ich einen befreı ten, Erkundigungen einzuholen. Es st der sechste untersuchte Fall von Ladendiebstahl innerhalb Jahres war. Damals fiel es mir wie Schuppen von den Augen, dass mit meiner Frau etwas nicht mehr stimmte.

Im täglichen Umgang war mir bis dahin nichts Ungewöhnliches aufgefallen. Mein Krümel, eine echte Powerfrau, war geschäftig wie immer. Defizite, die wahrscheinlich längst eingetreten waren, hatte sie glänzend überspielt.

»Verdacht auf Pick'sche Atrophie«

Ärzten hat meine Frau nicht vertraut, deshalb wäre sie wahrscheinlich auch nie aus freien Stücken zu einem Neurologen gegangen.

Das schleichende Vergessen

Da musste ich schon ein wenig nachhelfen. Wir standen damals in gutem Kontakt zu einem Arzt an der Universitätsklinik. Er versprach mir zu helfen. Unter dem Vorwand eines allgemeinen Gesundheitschecks haben wir sie dann zu einer Neurologin gelotst. Die hatte sehr schnell den Verdacht auf Pick'sche Atrophie. Sowohl die psychometrischen Tests als auch bildgebende Verfahren haben den Verdacht erhärtet. Eine Positronenemissionstomografie (PET) zeigte schließlich ganz deutlich, dass es sich tatsächlich um diese Krankheit handelte.

Die Diagnose war ein Schock. Meine Frau hatte sich bis dahin um unsere Finanzen gekümmert. Nun musste ich alle Geschäfte übernehmen, die sonst sie erledigt hatte. Behördengänge, wie beispielsweise den zum Finanzamt, hatte ich noch weitgehend selbst bewältigt, aber alles andere, was irgendwie mit Geld zusammenhing, war ihre Domäne gewesen – und sie hat es blendend gemeistert. Trotz unserer gewiss nicht großen Reichtümer und unserer fünf Kinder zehren wir heute noch von den Früchten.

»Viel Geld in ein unwirksames Medikament investiert«

Weil es damals vor Ort weder eine Gedächtnisambulanz noch eine ähnlich spezialisierte Einrichtung gab, sind wir in die nächste Großstadt gefahren. Im Rückblick war dies ein totaler Reinfall. Meiner Frau wurde einfach ein Medikament verschrieben, das fast alle Alzheimerpatienten bekommen. Als dann nach zwei Jahren die Gedächtnisambulanz in unserer Stadt eröffnete, war das Erste, was der Arzt sagte: »Herr E., bei Pick'scher Atrophie ist dieses Medikament rausgeschmissenes Geld. Es wirkt auf ganz andere Hirnregionen als die bei Ihrer Frau betroffenen.« Bis dahin hatten wir bereits viele tausend Mark dafür ausgegeben.

Wir haben dann einen Versuch gestartet. Das muss so vor rund sechs Jahren gewesen sein. Es gibt einen Botenstoff, der das Stirnhirn anregt – Serotonin. Ein ähnlicher Wirkstoff, Sertralin, ist in dem Medikament Zoloft enthalten. Zoloft wiederum ist eigentlich ein Mittel für Epileptiker einerseits zur Stimmungsaufhellung und andererseits zur Eindämmung der Anfälle. So, und dieses Medikament, hat der Arzt gesagt, könnte vielleicht helfen. Heute trauen wir uns nicht mehr, das Mittel abzusetzen. Es hat am Anfang gut gewirkt: Sie wurde lebhafter, hat an ihrer Umgebung wieder mehr Anteil genommen und konnte dem Krankheitskreis ein wenig entfliehen. Den Hirnschwund aber konnte es nicht aufhalten. Das haben wir bei einer neuerlichen Tomografie deutlich sehen können. Und ich merke es ja auch an ihrem Verhalten: Die Krankheit schreitet fort.

»Kein Sättigungsgefühl mehr«

Nach der Diagnose 1998 musste ich mein Leben komplett umstellen. Fast fünf Jahre habe ich gebraucht, bis ich mich wieder leidlich im Griff hatte. Ich war ja, als es losging, noch im Beruf. Zum Glück konnte ich während der letzten zwei Jahre bis zur Pensionierung meine Frau mit ins Büro nehmen. Wenn ich Außendienst hatte, haben meine Kollegen inzwischen auf sie aufgepasst. Das klappte damals ganz gut. Nur vor einem musste ich meine Mitstreiter warnen: »Bitte lasst, wenn es geht, im Büro keine Süßigkeiten herumliegen«, habe ich ihnen gesagt. »Denn falls ihr euch wundern solltet, dass alles weggefuttert ist, war das mein Krümel.«

In der Selbsthilfegruppe versuche ich immer wieder zu vermitteln, wie radikal man seinen Lebenswandel ändern muss. Ich habe beispielsweise früher sehr gern mal ein Glas Wein oder Bier getrunken. Meine Frau hingegen war in dieser Hinsicht immer äußerst zurückhaltend. Zwei Gläser Wein am Abend waren das höchste, Bier mochte sie überhaupt keins und Schnaps schon gar nicht. Genauso zurückhaltend wie bei Alkohol war sie beim Essen. So richtig reinzuhauen war nicht ihre Sache. Dies alles hat sich mittlerweile völlig umgekehrt. Da sie kein Sättigungsgefühl mehr besitzt, könnte sie essen ohne Ende. Beim Trinken ist es ähnlich. Auf einmal ist sie ganz scharf auf Alkoholisches. Wenn sich die Familie in einem Lokal trifft und es steht beispielsweise ein Glas Likör auf dem Tisch, wartet sie erst einmal ab, bis wir uns angeregt unterhalten, etwas weniger aufpassen und – schwupps! – weg ist es. Deshalb habe ich sämtliche Vorräte an Bier oder Wein kurzerhand aus Wohnung und Keller verbannt und lebe heute vollkommen abstinent.

»In Santiago gingen uns die Windeln aus«

Trotz Krümels Krankheit und den Einschränkungen, die damit verbunden sind, unternehmen wir viel zusammen. Im Spätherbst vorletzten Jahres zum Beispiel haben wir beide eine fünfwöchige Europareise gemacht. Dafür hatte ich ein Wohnmobil gemietet. Um auszuprobieren, ob Camping mit Krümel überhaupt möglich ist, sind wir zunächst in unser altes Urlaubsgebiet, Bad Reichenhall, gefahren. Weil wir dort nur scheußliches Wetter hatten, sind wir dann immer weitergefahren. Die Reise endete schließlich in Santiago de Compostella. Dort gingen uns nämlich die Windeln aus. Meine Frau ist inkontinent und in keiner der Apotheken ließen sich welche auftreiben. Sicher wären wir sonst noch weitergefahren.

Am Anfang habe ich meine Frau allein betreut. Der Arzt, zu dem wir auch heute noch gehen, fragte schon bald: »Wollen Sie sich nicht endlich Entlastung verschaffen?« Ich wusste zuerst gar nicht, was er damit meinte. Hatte ich mich doch so daran gewöhnt, 24 Stunden lang mit Krümel zusammenzusein und unseren Alltag bis auf wenige Ausnahmen allein zu meistern. Der Arzt aber ließ nicht locker: »Sie sollen sich regelmäßig, möglichst einmal die Woche,

Freiraum verschaffen und Ihre Frau dann am besten gar nicht um sich haben. Das ist ganz wichtig, denn wenn Sie ausfallen, ist der Ofen auch für Ihre Frau aus.« Diese Erkenntnis war mir zwar auch schon selbst gekommen, nur gab es damals in unserer Stadt noch keine entsprechende Einrichtung. Ich habe es dann mit der einzigen Tagespflege am Ort versucht. Dort aber passierte eines Tages Folgendes: Mein unruhiger Krümel mischte den Laden dermaßen auf, dass die Tagesgäste untereinander eine Schlägerei begannen. Das setzte ihrem Aufenthalt in der Tagespflege ein jähes Ende. In einem Garten hätte sie sich austoben können, den gab es dort aber nicht. Für Krümel war das nichts. Daraufhin habe ich dann schweren Herzens meine neu gewonnene Freizeit aufgegeben und sie wieder ganz zu mir genommen. Glücklicherweise hat fast zeitgleich in der Nachbarschaft eine Tagespflegeeinrichtung eröffnet – mit großem Garten. Das war meine Rettung. Dorthin geht sie auch heute noch zweimal die Woche.

»Die Pflege erfordert Unmengen an Geduld«

Als Familienangehöriger – ob Sie nun selbst pflegen oder pflegen lassen – brauchen Sie Unmengen an Geduld. Die habe ich durch Krümels Krankheit erst lernen müssen. Denn von Haus aus bin ich eigentlich kein geduldiger und ruhiger Mensch. Auch hat sie mir eine andere Sichtweise des Lebens beigebracht. Wir haben uns früher immer ausgemalt, was wir im Alter alles unternehmen würden, sind beide ganz begeisterte Bergwanderer und Kletterer gewesen. Und diese Pläne liegen nun jenseits aller Möglichkeiten. Vermutlich kann ich mit ihr noch in die Berge fahren, größere Klettertouren allerdings sind nicht mehr drin. Das wäre vor zwei Jahren vielleicht noch gegangen. Damals hat sie noch auf ihre Umwelt geachtet, ist beispielsweise nie bei Rot über die Straße gegangen. Mittlerweile tut sie es einfach und daran merke ich, dass sie

Das schleichende Vergessen

Gefahren nicht mehr erkennt. Anspruchsvollere Unternehmungen macht dies natürlich unmöglich.

Auch Hitze und Kälte nimmt sie heute nicht mehr richtig wahr. Dass zudem auch das Schmerzempfinden nachgelassen hat, merke ich bei der Fuß- und Handpflege. Kürzlich habe ich ihr aus Versehen ein bisschen in die Haut des großen Zehs geschnitten. Früher hat sie noch: »Au, du tust mir weh!« gesagt. Das tut sie heute nicht mehr. Sie kann zwar noch sprechen, kann sich ganz deutlich artikulieren. Aber spontan zu kommunizieren, das geht nicht mehr. Sich nicht mehr wie in früheren Zeiten mit ihr unterhalten zu können ist natürlich ein ganz trauriges Kapitel. Wenn ich darüber nachdenke, was aus dieser aktiven Frau nun geworden ist, kommen mir ab und zu auch schon einmal die Tränen. Und nur deswegen, weil so ein kleiner Teil des Gehirns nicht mehr richtig funktioniert. Das ist schon traurig. Aber bei aller Traurigkeit haben wir zwei auch noch unseren Spaß miteinander.

»Nach wie vor viele schöne Momente«

Um dem Bewegungsdrang meiner Frau gerecht zu werden, habe ich ein spezielles Tandem gekauft. Es dient meiner eigenen Kondition und hält auch die Beweglichkeit meiner Frau aufrecht. Die Konstruktion sieht so aus: bei einem Fahrrad mit Korb, wie es früher Bäcker und Metzger hatten, den Korb weg, Deichsel verlängert, dann noch ein Tretlager mit Kettenverbindung nach hinten montiert und einen Sitz. Das ist mein Tandem. Meine Frau sitzt vor mir. So kann sie nicht unbemerkt absteigen. Mit dem Rad haben wir im ersten Jahr allein in unserer Umgebung 14.000 Kilometer zurückgelegt.

Mit anderen, die in der gleichen Lage sind, Erfahrungen und gute Ratschläge auszutauschen ist für viele Angehörige äußerst wichtig. Nicht zuletzt deshalb machen mir die Treffen der Selbsthilfegruppe viel Freude. So kann ich auch meine positiven Erfahrungen ein bisschen unters Volk bringen. Vermitteln, dass nicht alles, was mit der Krankheit zusammenhängt, so trübe ist, als dass man nicht auch ein bisschen Freude daran haben könnte. Wir erleben nach wie vor viele schöne Momente, sei es auf Urlaubsreisen oder bei unseren gemeinsamen Ausflügen. Wenn wir zum Beispiel in den Taunus fahren und dort zwei Stunden spazieren gehen. Auch wenn die Hosen anschließend nass sind, das ist dann egal.

Durchblutungsstörungen im Gehirn: die vaskuläre Demenz

Das Blut, das durch die Adern des Gehirns fließt, transportiert Nährstoffe und Sauerstoff zu den Gehirnzellen und versorgt sie so mit den lebensnotwendigen Substanzen. Werden die empfindlichen Gehirnzellen nicht mehr ausreichend »beliefert«, gehen sie schnell zugrunde. Von einer vaskulären Demenz sprechen Ärzte dann, wenn die Blutgefäße nicht mehr durchgängig genug sind, um die Gehirnzellen ausreichend mit Nährstoffen und Sauerstoff zu versorgen. Häufige Ursache ist eine Verdickung der Gefäßwände durch sogenannte Plaques. Diese Plaques oder Krusten an den Arterienwänden bestehen aus Blutbestandteilen, Fasern und Bindegewebe, in die sich Fett (Cholesterin) und Kalk einlagern. Schuld daran ist eine Gefäßerkrankung, unter der nach Schätzungen 13 Millionen Menschen in Deutschland leiden: die Arteriosklerose, umgangssprachlich auch Arterienverkalkung genannt. Blutgefäße, deren Wände durch

> Mit zwei bis drei von zehn Fällen sind vaskuläre (gefäßbedingte) Demenzen die häufigste Form neben Alzheimer. Dabei sterben infolge von Durchblutungsstörungen im Gehirn Nervenzellen ab. Je stärker sie sind, umso ausgeprägter ist die Demenz. Dabei stehen hier nicht Gedächtnisstörungen im Vordergrund, sondern Verlangsamung, Denkschwierigkeiten und Stimmungsschwankungen.

Ablagerungen stark verdickt sind, werden außerdem spröde und reißen leicht. Dadurch hervorgerufene Gehirnblutungen können ebenfalls eine vaskuläre Demenz herbeiführen.

Eine Form der vaskulären Demenz ist die »**Multi-Infarkt-Demenz**«. Hierbei verursachen kleine Schlaganfälle das Absterben von Hirnzellen. Die Krankheitssymptome sind denen der Alzheimerkrankheit sehr ähnlich, hinzu treten aber körperliche Beschwerden wie Taubheitsgefühle, Störungen verschiedener Reflexe und Lähmungserscheinungen.

Durch die rechtzeitige Behandlung von Krankheiten, die als Risikofaktoren gelten, lässt sich einer vaskulären Demenz grundsätzlich vorbeugen.

Häufig sind es andere Grunderkrankungen, die die Blutgefäße im ganzen Körper schädigen und folglich auch im Gehirn. Dazu zählen beispielsweise Herzerkrankungen, eine nicht behandelte Zuckerkrankheit (Diabetes mellitus) oder – als wichtigster Risikofaktor – ein nicht behandelter Bluthochdruck. Grundsätzlich aber erhöhen alle Verhaltensweisen, die sich schädlich auf die Blutgefäße auswirken, wie

Risikofaktoren für eine vaskuläre Demenz — INFO

Risikofaktor	Das Risiko erhöht sich
Rauchen	1- bis 2-fach
Übergewicht	1- bis 2-fach
Fettstoffwechselstörungen	2-fach
chronischer Alkoholmissbrauch	2- bis 3-fach
Diabetes mellitus	2- bis 3-fach
koronare Herzkrankheiten	2- bis 4-fach
Bluthochdruck	4- bis 5-fach
Herzrhythmusstörungen	6- bis 18-fach

[Tabelle nach R. Mielke, W. D. Heiss (2003): Vaskuläre Demenzen]

Bewegungsmangel, Rauchen, übermäßiger Alkoholgenuss, zu hohe Blutfettwerte (Cholesterin) oder zu geringe Flüssigkeitszufuhr die Gefahr, an einer vaskulären Demenz zu erkranken.

Kennzeichnend für den Verlauf vaskulärer Demenzen sind plötzlicher Beginn, stufenförmige Verschlechterung und ausgeprägte Schwankungen der Leistungsfähigkeit auch innerhalb eines Tages.

Mischformen

Nicht immer lassen sich Alzheimer und gefäßbedingte Demenzen sauber voneinander abgrenzen, denn häufig treten sie gemeinsam auf. Fachleute gehen sogar davon aus, dass in den seltensten Fällen eine Demenzerkrankung in Reinform auftritt. So finden sich bei manchen Patienten mit Symptomen und Verlauf von Alzheimer auch Schädigungen der Blutgefäße im Gehirn. Andererseits bilden sich bei den meisten Menschen, die an einer vaskulären Demenz leiden, im Laufe der Zeit auch die für eine neurodegenerative Demenz typischen Eiweißablagerungen im Gehirn. Bei anderen wiederum »mischen« sich alzheimertypische Symptome mit Zeichen einer Parkinsonerkrankung. Die Symptome können sich gegenseitig verstärken. Eine Alzheimerdemenz verschlechtert sich beispielsweise dann häufig, wenn kleine, sogenannte stumme Infarkte hinzukommen. Umgekehrt entwickeln Schlaganfallpatienten oft dann Demenzsymptome, wenn vorher schon Zeichen einer beginnenden Alzheimererkrankung vorhanden waren.

Um einen angemessenen Behandlungsplan erstellen zu können, ist es sehr wichtig, die einzelnen Komponenten der Mischform diagnostisch »auseinanderzunehmen« und dabei alle Ursachen, die für eine Demenz infrage kommen könnten, in Betracht zu ziehen.

> Um gemischte Demenzen angemessen behandeln zu können, müssen die einzelnen Komponenten diagnostisch »auseinanderdividiert« werden.

»Noch kein Durchbruch erzielt«

Dr. Christian Behl, Professor für Pathobiochemie an der Universität Mainz, über den Stand der Alzheimerforschung, sinnvolle Therapien und Vorbeugung.

Frage Bis heute lässt sich die Alzheimerkrankheit weder aufhalten noch heilen. Wo steht die Forschung im Kampf gegen das Vergessen heute?

Professor Behl *Wir forschen jetzt seit mehr als 100 Jahren. Mittlerweile kann die Wissenschaft viele Abläufe im Gehirn, die bei der Alzheimerkrankheit eine zentrale Rolle zu spielen scheinen, mit molekularbiologischen Methoden sehr gut beschreiben. Allerdings wissen wir immer noch nicht genau, was die Krankheit letztlich verursacht. Hier ist die Forschung noch dabei, Nachweise zu finden. Zwar gibt es Verdachtsproteine wie das Amyloid-Protein oder das Tau-Protein. Aber ein auf den Menschen anwendbares Heilverfahren, dass man beispielsweise die Bildung von Amyloid-Plaques im Gehirn durch Medikamente verhindert und die Krankheit dadurch stoppt, gibt es leider noch nicht.*

Frage Ein Ansatz der Forschung ist demnach, die Bildung schädlicher Eiweißablagerungen im Gehirn zu verhindern.

Professor Behl *Die Amyloid-Hypothese besagt, dass das Protein Amyloid im Übermaß gebildet wird, verklumpt und sich im Gehirn ablagert. So kommt es zu den Plaques, die Alois Alzheimer schon zu seiner Zeit beschrieben hat. Man versucht nun die biochemische Bildung dieses Proteins zu unterdrücken, indem man die dafür verantwortlichen Enzyme blockiert. Anhäufungen, die sich bereits gebildet haben, versucht man durch chemische Maßnahmen aufzulösen oder – das ist der Ansatz, der am meisten diskutiert wird – über die Stimulierung von Immunreaktionen wieder loszuwerden.*

Frage Wäre das eine Art Impfung?

Professor Behl *Genau. Die Vorstellung ist die, dass man bereits Kindern regelmäßig einen Impfstoff verabreicht und damit die Krankheit später verhindert. Meiner Meinung nach handelt es sich hierbei aber um einen zu vereinfachten Ansatz. Dazu muss man nämlich wissen, dass sämtliche Hinweise auf die Amyloid-Hypothese auf der Tatsache basieren, dass es genetische Fälle gibt: Jemand hat eine Mutation*

INTERVIEW

im Amyloid-Gen und bekommt samt seinen Nachfahren Alzheimer. In nur fünf Prozent aller Fälle aber ist die Krankheit tatsächlich genetisch bedingt. Der Rest, viele Millionen Patienten weltweit, hat überhaupt keine genetischen Veränderungen in den beschriebenen Genen. Hier ist die Frage, was den Krankheitsprozess anstößt, also noch völlig offen. Stattdessen entsteht der Anschein, als sei das Problem so einfach zu lösen. Dabei ist der Mechanismus möglicherweise überhaupt nicht übertragbar.

Frage Dennoch gibt es bereits erfolgversprechende Versuche mit Mäusen.

Professor Behl *Die Mäuse, die heute zur Erforschung der Alzheimerkrankheit eingesetzt werden, haben Gene eingesetzt bekommen, die aus dem Menschen stammen. Das heißt, wenn eine Familie mit einer alzheimergenetischen Veränderung identifiziert ist – und das sind wie gesagt weltweit nur ganz wenige –, dann wird dieses Gen aus dem humanen Genom herausgenommen und einer Maus implantiert.*

Frage Dann lassen sich Erkenntnisse aus Tierversuchen in vielen Fällen gar nicht auf Menschen übertragen?

Professor Behl *Das ist exakt das Problem. Bis heute gibt es kein Mausmodell, das die vielen unterschiedlichen Facetten der menschlichen Alzheimerkrankheit in ihrer Gesamtheit repräsentiert. Die Forschung ist leider häufig getrieben von der Hektik und Hoffnung, schnell ein Medikament zu finden, das sich erfolgreich vermarkten lässt. Deshalb vergisst man zeitweise die Realitäten und wie schwach in mancher Hinsicht die Argumente für die Amyloid-Hypothese sind. Ich möchte das nicht verdammen, aber man muss relativieren und – das sage ich immer wieder – mit dem Begriff des wissenschaftlichen Durchbruchs schon allein aus ethischen Gründen sehr vorsichtig umgehen.*

Frage Seit einiger Zeit schon werden Impfstoffe auch an Menschen getestet.

Professor Behl *Ein erster großer Praxistest unter anderem in der Schweiz führte dazu, dass etwa 6 Prozent der Versuchsteilnehmer an einer lebensbedrohlichen Hirnhautentzündung erkrankten. Deshalb wird nun versucht, beispielsweise über die Veränderung des Antikörpercocktails oder andere Immunisierungsprotokolle eine Verbesserung zu erzielen.*

»Noch kein Durchbruch erzielt«

Frage Andere Immunisierungsprotokolle?

Professor Behl Grundsätzlich unterscheidet man zwischen Aktiv- und Passivimpfung: Bei der bislang favorisierten aktiven Impfung spritzt der Arzt dem Patienten winzige Bruchstücke des Plaquematerials als Impfstoff. Diese sollen dann körpereigene Abwehrsubstanzen gegen die Eiweißklumpen im Gehirn mobilisieren. Eine weitere, schonendere Möglichkeit ist die Passivimmunisierung. Hierfür werden beispielsweise Antikörper gegen das Amyloid injiziert.

Frage Dennoch gab es bei dem Schweizer Versuch wohl auch positive Resultate. Bei einigen Versuchsteilnehmern ließ sich der Verlauf stoppen, heißt es.

Professor Behl Das ist richtig, es wurden auch positive Resultate publiziert. Allerdings mangelt es bei all diesen Ansätzen an entsprechenden Kontrollen. Ein wissenschaftliches Experiment ist nur dann aussagekräftig, wenn sowohl Positiv- als auch Negativkontrollen durchgeführt werden. Das heißt, man vergleicht eine Gruppe, die das entsprechende Mittel erhalten hat, mit einer anderen, der statt des Mittels nur ein Placebo gegeben wurde. Aus ethischen Gründen verbieten sich Negativkontrollen allerdings häufig in klinischen Studien.
Außerdem habe ich die Kollegen aus Zürich gefragt: Gibt es denn einen Beweis, dass diese positive Entwicklung bei manchen Patienten nicht einfach nur dadurch zustande kommt, dass allgemein die Immunreaktion angeregt wurde? Denn wenn Sie impfen, verabreichen Sie nicht nur dieses kleine Amyloid-Peptid – es wäre viel zu klein –, sondern es wird biochemisch an einen größeren Baustein, ein sogenanntes Immunogen, gehängt. Dadurch wird die gesamte Immunreaktion hellwach und die Hoffnung ist die, dass dabei auch Antikörper gegen das Amyloid entstehen. Es könnte also durchaus sein, dass allein durch die generelle Stimulation der Immunantwort schon positive Effekte erzielt werden.

Frage Heißt das, es lässt sich nicht genau sagen, was die positiven Effekte hervorruft?

Professor Behl Genau, das heißt es. Denn es ist bereits seit vielen Jahren bekannt, dass eine Immunantwort eine große Komponente auch bei der Alzheimerkrankheit ist. Schließlich haben Sie Entzündungsprozesse im Gehirn. Vielleicht werden sie ja durch die Aktivierung der Immunreaktion nur etwas *abgeschwächt. Dieser Beweis fehlt. Deshalb meine Mahnung an die Wissenschaft und auch die Kritik, dass man teilweise positive Ergebnisse nicht überbewerten sollte.*

Frage In welchen Bereichen laufen noch klinische Tests?

Professor Behl Was klinisch getestet wird – das weiß ich aktuell auch aus vielen Gesprächen mit der Industrie –, sind zum einen Inhibitoren, also Hemmstoffe der sogenannten Gammasekretasen. Das sind Schnittenzyme, die letztlich das Amyloid, das sich später ablagert, produzieren. Hier bestand eine Zeit lang das Problem, dass die Gammasekretase ein Enzym ist, das nicht nur das Amyloid schneidet, sondern auch Schutzfunktionen bei der Zelle erfüllt. Das heißt, wenn man einen Hemmstoff verabreicht, werden damit auch andere wichtige Aktivitäten blockiert und es kommt zu schweren Nebenwirkungen.

Frage Zu welchen?

Professor Behl Der Tod ist wohl die gravierendste Nebenwirkung. Deshalb ist überhaupt noch nicht daran zu denken, diese Stoffe einem Menschen zu verabreichen. Heute arbeitet man mit einer zweiten Generation von Gammasekretasehemmstoffen, die aus pharmakologischer Sicht sehr viel schwächer sind, die Amyloidbildung aber trotzdem beeinflussen – mit weniger starken Nebenwirkungen. Diese Inhibitoren werden zurzeit in klinischen Vorversuchen getestet und es bleibt abzuwarten, ob sie etwas bringen.

Frage Können Alzheimerpatienten also doch noch auf ein Heilmittel hoffen?

Professor Behl Selbst wenn morgen in einer klinischen Studie herauskäme, dass ein Gammasekretase-Inhibitor oder eine Immunisierung erfolgreich war, würde es mit Sicherheit noch vier bis sechs Jahre dauern, bis ein solches Medikament in der Apotheke zu kaufen wäre. Bis jetzt gibt es aber eine solche Erfolgsmeldung noch nicht.

Frage Manchen Medikamenten, etwa gegen Diabetes oder zur Cholesterinspiegelsenkung, wird ebenfalls ein positiver Einfluss auf die Alzheimerkrankheit nachgesagt. Was hat es damit auf sich?

»Noch kein Durchbruch erzielt«

Professor Behl Den Einfluss von Diabetesmedikamenten auf Alzheimerpatienten überprüfen Wissenschaftler gerade in mehreren großen Studien. Von den Statinen, das sind cholesterinsenkende Substanzen, ist man mittlerweile wieder abgekommen. Es handelt es sich bei dieser Art Forschung überwiegend um retrospektive Studien. Das heißt, man stellt fest, dass in einer Population von vielen älteren Menschen einige Alzheimer bekommen und andere nicht. Bei Letzteren zeigt sich, dass sie Statine genommen haben. Und plötzlich ist dann eine solche Meldung im Raum. Dann versuchen die Grundlagenwissenschaftler in Labor- und Tierversuchen, Hinweise zu finden. Die finden sie auch, weil ein Medikament eine Zelle immer massiv verändert. Und dann werden daraus prospektive Studien gemacht. Das bedeutet, Patienten werden mit einem solchen Medikament behandelt. Es gibt aber nur in ganz wenigen Fällen wirklich handfeste Ergebnisse. So verhält es sich auch bei den Statinen.

Frage Ein weiteres Beispiel sind sogenannte nichtsteroidale antiinflamatorische Substanzen, Nsaids genannt.

Professor Behl Hier ist es ähnlich. Man hat festgestellt, dass ein Patient, der zum Beispiel wegen Arthritis über viele Jahrzehnte das Mittel Ibuprofen nimmt, gar nicht oder weniger häufig an Alzheimer erkrankt. Also fängt man wieder an, mit Zellen und Tieren zu experimentieren, macht eine prospektive Studie mit dem Ergebnis: könnte sein, muss aber nicht. Ein wirklicher Durchbruch hingegen wurde noch nicht erzielt.

Frage Was ist heute der erfolgreichste Weg der Therapie?

Herausforderung Alzheimer

1906 beschreibt Alois Alzheimer erstmals die »eigenartige Krankheit der Hirnrinde« seiner Patientin Auguste D., die unter einer »rasch zunehmenden Gedächtnisschwäche« leidet.

1911 wird das Leiden nach Alzheimer benannt. Nach dem Tod seiner Patientin entdeckt der Psychiater die für die Krankheit typischen Eiweißverklumpungen (Plaques) im Gehirn.

1992 weist unter anderem der Biochemiker Prof. Christian Haass nach, dass die Eiweißbruchstücke das Produkt eines Stoffwechselvorgangs sind, der auch bei Gesunden stattfindet.

1995 wird in den USA das erste Medikament zugelassen. Inzwischen sind in Deutschland drei Präparate, sogenannte Acetylcholinesterasehemmer, auf dem Markt.

2002 starten Schweizer Forscher den ersten großen Versuch, Alzheimerpatienten mit einer Impfung zu behandeln.

INTERVIEW

Professor Behl Nach wie vor ist das die Acetylcholinesterase, also der Versuch, den Abbau des Signalstoffs Acetylcholin zu verhindern. Es klappt aber nur bei manchen Patienten und wenn überhaupt, wird der Abbau der kognitiven Leistungsfähigkeit lediglich verzögert. Unterm Strich geht man von einer Verzögerung des Schweregrades um ein paar Monate bis zu einem Jahr aus. Ein weiteres Medikament, das in den letzten Jahren ziemlich gepuscht wurde, ist Memantine. Das erhalten vorwiegend Patienten in einem späten Stadium. Ansonsten bleibt nur die Prävention beispielsweise durch maßvolle und gesunde Ernährung, körperliche Bewegung und geistige Aktivität.

Frage Aber auch Sportler und Professoren trifft es. So richtig scheint niemand vor dem schleichenden Zelltod im Hirn gefeit.

Professor Behl Das ist richtig. Aber es gibt Studien aus den USA, die zeigen, dass vor allem geistig weniger aktive Menschen häufiger an Alzheimer erkranken als intellektuell sehr rege. Im Amerikanischen gibt es die Redewendung »Use it or lose it!«, nutze dein Gehirn oder du rostest ein.

Frage Dann ist Denken die wirksamste Vorbeugung?

Professor Behl Um es einmal ganz fatalistisch auszudrücken: Die überzeugendsten Studien zur Prävention der Alzheimerkrankheit stammen eigentlich aus Beobachtungen, dass ältere Menschen, die einem sehr anspruchsvollen Hobby nachgehen, Schach spielen, Kreuzworträtsel lösen oder Ähnliches, ein wesentlich verringertes Risiko haben, an Alzheimer zu erkranken als Menschen, die vielleicht nur zu Hause auf der Couch sitzen und fernsehen. Es gibt zudem nicht wenige Forscher, die sagen, Alzheimer ist letztlich nichts anderes als eine Arteriosklerose im Gehirn, das heißt eine Unterversorgung des Gehirns mit Sauerstoff und Nährstoffen durch die Gehirnarterien. Sind diese stark verkalkt, kommt es eben zu alzheimerähnlichen Prozessen. Was kann man also selber tun? Man ernährt sich einigermaßen ausgewogen, sorgt für ausreichend Bewegung – und versucht, geistig fit zu bleiben.

Frage Das ist alles?

Professor Behl So ist es. Leider.

> Das schleichende Vergessen

Wie lässt sich Alzheimer und anderen Demenzformen vorbeugen?

Im Fall der Alzheimerdemenz ist eine gezielte Vorbeugung etwa durch bestimmte Medikamente heute noch nicht möglich. Dafür kennt die Forschung die Ursachen noch zu wenig. Dennoch kann jeder Einzelne etwas dafür tun, die Widerstandsfähigkeit seines Gehirns gegen die Krankheit zu verbessern. Faktoren, die sie begünstigen, lassen sich ausschalten und Schädigungen des Gehirns, die durch andere Krankheiten bedingt sind, vermeiden. Vorbeugende Maßnahmen betreffen vor allem Verhaltensweisen und Lebensgewohnheiten wie Ernährung und Lebensstil, die sich frühzeitig und nachhaltig verbessern lassen.

Gesunde Ernährung und ein besonnener Lebensstil können vor Demenz schützen, bieten aber keine Garantie.

Risikofaktoren prüfen – der Gesundheitscheck beim Arzt

Manche Gesundheitsprobleme, die sich nachteilig auf die Blutgefäße auswirken, erhöhen auch das Risiko, an einer der beiden häufigsten Demenzformen – Alzheimer und gefäßbedingte (vaskuläre) Demenz – zu erkranken. Zu den Risikofaktoren zählen vor allem erhöhte Homocysteinwerte, Bluthochdruck und ein erhöhter Cholesterinspiegel. Gerade die Hochdruckbehandlung spielt in der Demenzprävention eine wichtige Rolle. Denn ein zu hoher Blutdruck steigert das Risiko für Durchblutungsstörungen im Gehirn. Diese treten gerade bei älteren Menschen sehr häufig auf, auch bei Patienten mit Alzheimerkrankheit. Lassen Sie deshalb bei Ihrem Arzt untersuchen, inwieweit Sie von den genannten Risikofak-

Risikofaktoren wie zu hohe Homocysteinwerte, Bluthochdruck und ein erhöhter Cholesterinspiegel sollten ärztlich überprüft werden.

toren betroffen sind, und entwickeln Sie mit seiner Hilfe ein individuelles Vorsorgeprogramm.

Körperliche Aktivität – fit bis ins hohe Alter

Sich ausreichend körperlich zu betätigen schützt möglicherweise davor, an einer Demenz zu erkranken. Mehrere wissenschaftliche Untersuchungen haben gezeigt, dass ausgiebige Bewegung bei älteren Menschen die Häufigkeit geistiger Leistungseinschränkungen um bis zu 50 Prozent verringern kann. Nutzen Sie deshalb möglichst viele Gelegenheiten zur Bewegung. Laufen Sie beispielsweise Treppen, anstatt in den Fahrstuhl zu steigen.

Ausreichend körperliche Bewegung fördert die Gesundheit und das Wohlbefinden. Bereits ein täglicher viertelstündiger Spaziergang kann das Demenzrisiko senken.

Verzichten Sie öfter mal aufs Autofahren, sondern gehen Sie stattdessen lieber zu Fuß oder nehmen Sie – wenn möglich – das Fahrrad. Bereits ein täglicher Spaziergang von 15 Minuten kann das Demenzrisiko vermindern.

Das häusliche Umfeld bietet ebenfalls zahlreiche Gelegenheiten, um körperlich aktiv zu werden: Widmen Sie sich beispielsweise ausgiebig der Gartenarbeit und nutzen Sie Hausarbeiten, um Ihre körperliche Beweglichkeit zu trainieren. Besuchen Sie einen Tanzkurs. Gerade die Kombination aus körperlicher Bewegung, dem Erlernen neuer Schrittfolgen und sozialen Kontakten fördert die Funktionstüchtigkeit des Gehirns.

Geistige Regsamkeit – das Gehirn in Schwung halten

Eine Reihe wissenschaftlicher Beobachtungen hat gezeigt, dass ältere Menschen, die einem anspruchsvollen Hobby nachgehen, beispielsweise Schach spielen, musizieren oder knifflige Kreuzworträtsel lösen, weniger von Demenz bedroht sind als Menschen, die geistig nicht so aktiv sind. Passive Freizeitbeschäftigungen wie Fernsehen hingegen stehen im Verdacht, die Wahrscheinlichkeit von Gedächtnisstörungen zu erhöhen. Experten empfehlen daher, sich möglichst schon in jungen Jahren ein »Schutzpolster« gegen den geistigen Verfall aufzubauen nach dem englischen Motto »Use it or loose it«. Ein Rezept dafür lautet: neugierig bleiben. Wer sein Gehirn ständig mit neuen Eindrücken und Anforderungen konfrontiert, hat bessere Chancen, es gesund zu erhalten. So stimuliert ein anregendes Gespräch mit Freunden stärker als stundenlanges Fernsehen. Ein reges Sozialleben ist deshalb gerade für ältere Menschen wichtig.

Wer sein Leben lang geistig rege bleibt, läuft statistisch gesehen weniger Gefahr, an Demenz zu erkranken.

Ernährung – auf den Speiseplan kommt es an

Auch die Ernährungsweise kann mit zur Vorbeugung beitragen. Wissenschaftler glauben, dass gesunde Ernährung, oft als Mittelmeer-Diät bezeichnet, das Krankheitsrisiko mindern kann. Viel Obst und Gemüse, wöchentlich Fisch sowie Oliven-, Raps- und Nussöl scheinen verschiedenen Studien zufolge das Demenzrisiko um bis zu 40 Prozent zu senken. Schützende Wirkung auf die Gehirnzellen wird auch grünem Tee und Rotwein beziehungsweise rotem Traubensaft zugesprochen. Kupfer, reichlich in Kakao, Bitterschokolade, Nüssen und Cashewkernen enthalten, soll das Fortschreiten der Krankheit verzögern.

Eine maßvolle Ernährung mit ausreichend Obst und Gemüse, regelmäßig Fisch und mehrfach ungesättigten Fettsäuren spielt bei der Vorbeugung gegen Demenz und viele weitere Krankheiten eine wichtige Rolle.

Mehrere Untersuchungen weisen außerdem darauf hin, dass reichlich Vitamin A, C und E in der Nahrung mit einem verringerten Demenzrisiko verknüpft sein könnte. Vitamine können als Radikalenfänger den Zellschutz verstärken. Denn bei der Bildung schädlicher Ablagerungen im Gehirn spielen die sogenannten freien Radikale eine wichtige Rolle. Wer also regelmäßig frisches Obst und Gemüse wie rote Paprika, Möhren, Spinat, Kürbis, Orangen und Beeren isst, deckt damit leicht seinen Bedarf an Vitamin A.

Wahre Vitamin-C-Bomben sind hingegen Zitrusfrüchte, Hagebutten, Paprika, Kohl und Sanddorn. Unschlagbar sind ebenso Kiwis, Erdbeeren und Johannisbeeren. Auch Kartoffeln, in großen Mengen verzehrt, tragen zum Vitamin-C-Haushalt bei.

Reichlich Vitamin E steckt beispielsweise in Pflanzenölen (Weizenkeim-, Sonnenblumen- oder Maiskeimöl), Nüssen, Vollkornerzeugnissen, Hülsenfrüchten, Milch, Rind- und Schweinefleisch und Sojabohnen. Von einer Nahrungsergänzung mit Vitamin E raten Fachleute wegen einer damit verbundenen erhöhten Sterblichkeit jedoch ab. Die genannten Vitamine sollten in natürlicher Form und ausreichender Menge in Ihrem Speiseplan enthalten sein.

Raucher aufgepasst! Wie Rauchen das Krankheitsrisiko beeinflusst, ist zwar noch nicht klar erforscht, bisherige Untersuchungen legen aber nahe, dass Rauchen das Risiko leicht erhöht. Sicher ist, dass der Zigarettenkonsum sich schädlich auf die Blutgefäße auswirkt und damit die Wahrscheinlichkeit erhöht, an einer gefäßbedingten (vaskulären) Demenz zu erkranken. Mit dem Rauchen aufzuhören ist also auf jeden Fall eine gute Entscheidung.

Beginnende Demenz – rechtzeitig zum Arzt

Obwohl sich die oben genannten Maßnahmen positiv auf Körper und Geist auswirken, bieten sie selbst bei konsequentester Einhaltung keine Garantie. Sollten sich also Zeichen einer Demenz bemerkbar machen, empfiehlt es sich, möglichst schnell zum Arzt zu gehen. Er verfügt über moderne, antidementiv wirkende Medikamente, die gerade bei frühem Einsatz geistige Leistungsfähigkeit und Lebensqualität nachweislich länger erhalten können.

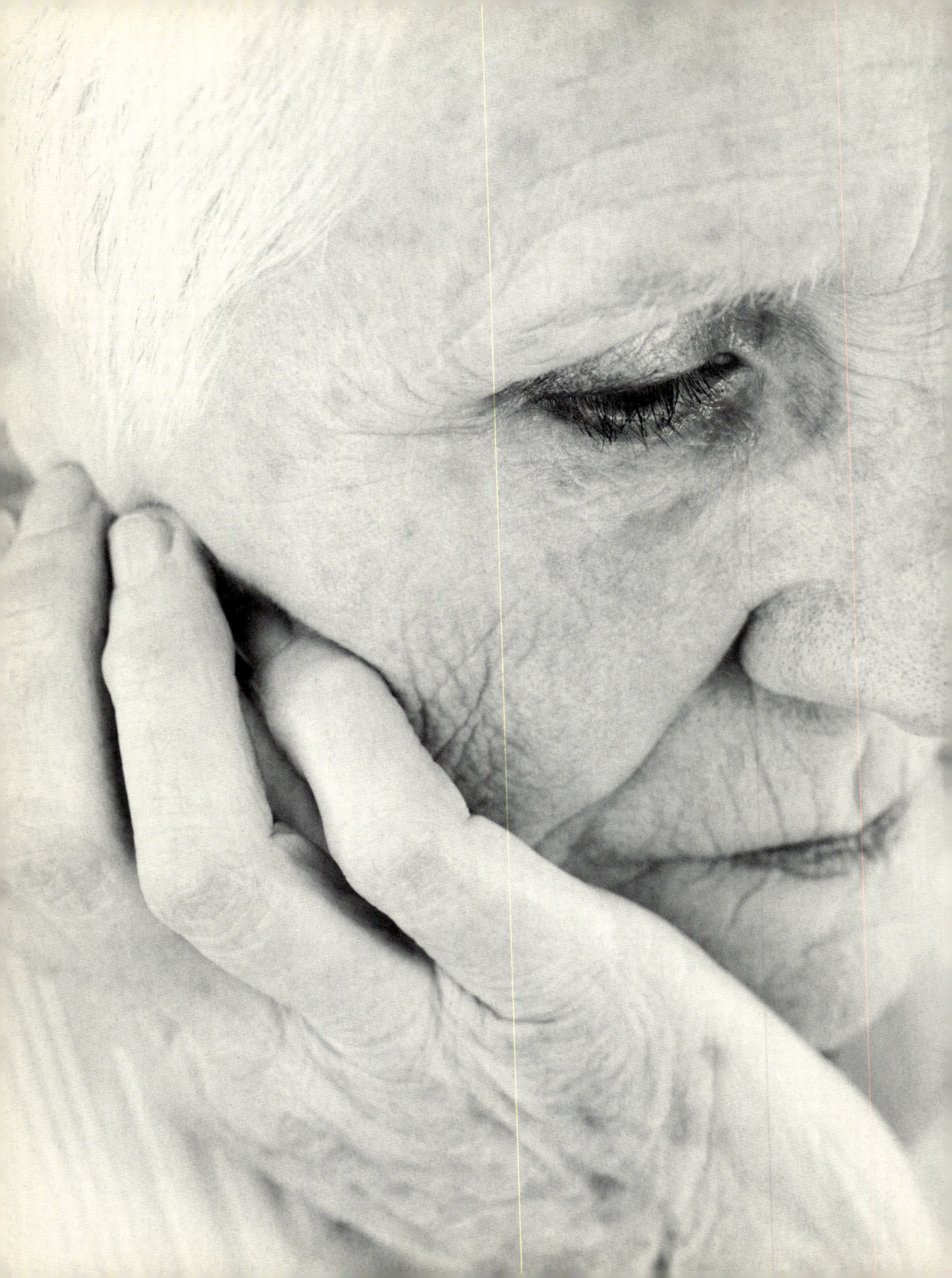

Der Weg zur sicheren Diagnose

Es muss nicht immer gleich das Schlimmste eingetreten sein, wenn das Gedächtnis plötzlich streikt. Wer aber aus Furcht vor der Diagnose den Arztbesuch aufschiebt, tut sich selbst keinen Gefallen. Denn eine gründliche medizinische Untersuchung des körperlichen Gesundheitszustandes, der geistigen Leistungsfähigkeit und der psychischen Befindlichkeit bringt nicht nur Gewissheit, sondern oft kann der Arzt auch Entwarnung geben. Die Frage, ob es sich wahrscheinlich um die gefürchtete Alzheimerkrankheit handelt oder auch nicht, lässt sich bereits mittels einfacher psychologischer Tests recht sicher beantworten.

Der Weg zur sicheren Diagnose

Früherkennung ist wichtig

Demenz gehört neben Krebs, Herzinfarkt oder Aids zu den gefürchtetsten Diagnosen überhaupt. Dass die Aussicht, etwa an Alzheimer zu erkranken, große Angst einjagt, ist nur zu verständlich, denn die Krankheit berührt den Menschen tief in seinem Innern, in seiner Persönlichkeit. Nach und nach löscht sie die Erinnerungen und nimmt die Orientierung in der Gegenwart. Es folgt ein langer Abschied vom normalen Leben. Angst und Ungewissheit sind jedoch keine guten Ratgeber. Im Gegenteil: Demenzen, die durch Hirnleistungsstörungen aufgrund äußerer Einflüsse oder anderer Krankheiten ausgelöst werden, lassen sich durch frühes Eingreifen und Beseitigen der Ursachen unter Umständen sogar heilen.

Wird eine Demenz rechtzeitig erkannt, können Medikamente und eine entsprechende Betreuung ihren Verlauf verzögern.

Für Alzheimer, häufigste Ursache für eine Demenz, gibt es zwar heute noch keine Heilung, aber mit moderner Medizin und liebevoller Betreuung lässt sich das Fortschreiten der Krankheit deutlich aufhalten. Im Schnitt kann jeder Betroffene so bis zu einem Jahr geistiger Klarheit gewinnen, manchmal sogar mehr. Das sind unbezahlbare Momente mit Lebensfreude, Kontakt zur Familie und Normalität. Angehörige können sich zudem besser und qualifizierter vorbereitet auf das Kommende einstellen, die verbleibende kostbare Zeit mit dem Partner oder dem Elternteil ganz bewusst gestalten.

Gehört Vergessen zum Alter? – Das Erkennen demenzieller Erkrankungen

Wer hin und wieder etwas verlegt und nicht wieder findet oder etwas vergisst, muss noch längst nicht fürchten, an einer beginnenden Demenz zu leiden. Dass das Kurzzeitgedächtnis im Alter nicht mehr ganz so gut funktioniert wie in der Jugend und auch das Lernen weniger leicht fällt, ist durchaus normal. Oft wird eine frühe Diagnose aber dadurch verhindert, dass Angehörige die typischen Symptome einer Demenz als altersbedingt verkennen und sie deshalb nicht ernst genug nehmen. Es besteht sogar die Annahme, Verwirrtheit – oft spricht man auch von Verkalkung – gehöre grundsätzlich zum Alter. Das stimmt so nicht. Zwar muss nicht jede Beeinträchtigung des geistigen Leistungsvermögens für sich genommen schon ein Alarmsignal sein, treten Gedächtnislücken aber regelmä-

> Weil eine Demenzerkrankung schleichend beginnt, werden Defizite und auffällige Verhaltensweisen der Erkrankten oft erst im Rückblick als erste Symptome einer Demenz erkannt. Eine möglichst frühzeitige Diagnose aber ist wichtig.

Warnsignale für eine Demenzerkrankung — INFO

Aufmerksamkeitsstörungen Die Fähigkeit, mehrere gleichzeitige Reize zu verarbeiten, nimmt ab, zum Beispiel an einer Gesprächsrunde teilzunehmen und alles mitzubekommen.

Das Kurzzeitgedächtnis lässt nach Termine, Telefonate, Namen oder kurz zurückliegende Ereignisse werden immer häufiger vergessen. Fehler, Irrtümer und Verwechslungen werden hartnäckig abgestritten.

Orientierungsprobleme Es fällt immer schwerer, sich in einer fremden Umgebung zurechtzufinden, auch Zeit- und Datumsangaben bereiten zunehmend Probleme.

Planendes Denken und Handeln Gewohnte Tätigkeiten etwa am Arbeitsplatz oder im Haushalt fallen immer schwerer. Das Urteilsvermögen nimmt ab, Gefahren etwa im Straßenverkehr werden falsch eingeschätzt. Der Überblick über finanzielle Angelegenheiten geht verloren.

Wesens- und Verhaltensänderungen Das Interesse an Arbeit, Hobbys und Kontakten lässt nach. Bisher nicht gekannte Stimmungsschwankungen, Reizbarkeit, Misstrauen und andauernde Ängstlichkeit treten auf. Insbesondere Veränderungen wie ein Umzug, eine Reise oder ein neues Haushaltsgerät bereiten Angst.

Wortfindungsprobleme Im Gespräch fallen ganz alltägliche Wörter nicht mehr ein, der Wortschatz vermindert sich.

ßig auf und kommen weitere Merkmale wie Sprach- oder Orientierungsprobleme hinzu, empfiehlt es sich dringend, einen Arzt aufzusuchen.

Einige Beispiele: Hat jemand seinen Wohnungsschlüssel wieder einmal verlegt, so ist das zwar unangenehm, es besteht aber noch kein Grund zur Aufregung. Das passiert jedem von Zeit zu Zeit. Aufmerksamkeit ist aber geboten, wenn derjenige den Schlüssel an ganz unpassenden Stellen abgelegt hat – etwa im Backofen oder im Kühlschrank.

Auch wenn das Essen einmal anbrennt, weil es über der Arbeit oder einem Telefongespräch vergessen wurde, ist dies noch kein Hinweis auf eine krankhafte Gedächtnisstörung. Weiß jemand aber überhaupt nicht mehr, was er kochen wollte, oder fragt sich gar, wer denn das Essen aufgesetzt hat, dann schon.

Altersbedingte Gedächtniseinbußen sind leichtgradig, schränken die Lernfähigkeit nicht ein, gehen nicht mit Störungen von Denken, Sprache und Orientierungsfähigkeit einher und mindern nicht die Fähigkeit, den Alltag zu bewältigen.

Erster Ansprechpartner ist der Hausarzt

Für die meisten Menschen, die Störungen von Gedächtnis, Orientierung, Denkvermögen und Wortfindung an sich oder dem Angehörigen wahrnehmen, ist der Hausarzt die erste Anlaufstelle. Oft kennt er den Patienten bereits viele Jahre und kann daher Veränderungen der geistigen und funktionalen Fähigkeiten oder Verhaltensauffälligkeiten am besten einordnen.

Da Demenzkranke meistens nicht dazu in der Lage sind, einen Arzt aus eigenem Antrieb aufzusuchen, ist die Unterstützung durch die Angehörigen wichtig. Ihre Schilderungen können die Diagnose erleichtern. Sie sollten beispielsweise angeben, ob andere Erkrankungen wie Diabetes oder Bluthochdruck bekannt sind und es Fälle von organischen Hirnerkrankungen in der Familie gegeben hat.

Wer befürchtet, an einer Demenz zu leiden, sollte sich zunächst an den Hausarzt wenden, der die persönliche Krankheitsgeschichte in der Regel gut kennt.

Wenn der Betroffene nicht zum Arzt will

Frau M. bittet ihren Mann, wegen Gedächtnisproblemen und Veränderungen einen Arzt aufzusuchen, er aber lehnt es vehement ab. Das sei nicht nötig, es gehe ihm bestens, alles seien nur übliche »Alterserscheinungen«. Wie viele andere in seiner Situation reagiert er uneinsichtig. Er spürt, dass sich etwas bei ihm verändert, und hat Angst. Nachdem alle Überzeugungsbemühungen vergeblich waren, stellt Frau M. selbst den Kontakt zum Arzt her. Sie schildert ihm ihre Beobachtungen und ihren Verdacht, bittet ihn, beim nächsten Routinebesuch ihres Mannes verstärkt auf solche Symptome zu achten. Der Arzt hat die Möglichkeit, dabei auch schon einfache Tests einzubauen, die ihm zusätzlichen Aufschluss über den Zustand von Herrn M. geben können. Mit Frau M. verabredet er, dass sie versuchen soll, ihren Mann zu einem Routinebesuch zu überreden. Alternativ denken beide über einen Hausbesuch des Arztes nach, der notfalls unter einem Vorwand erfolgen soll. Auch dabei kann der Arzt sich einen ersten Eindruck verschaffen.

Was tun, wenn der Hausarzt nicht weiterhilft?

Nicht alle Hausärzte sind gut darin, beispielsweise eine Alzheimerkrankheit zu erkennen. Besonders dann nicht, wenn es sich um ein frühes Stadium handelt. Das Wissen vieler Hausärzte über gerontopsychiatrische Erkrankungen sei vielfach noch unzureichend, stellt etwa das Robert-Koch-Institut in einem Bericht zur Altersdemenz fest. Bei 40 bis 60 Prozent der Betroffenen werde diese Erkrankung schlicht übersehen.

Fühlen sich Betroffene und Angehörige vom Hausarzt nicht genügend betreut, sollten sie sich an einen Spezialisten wenden.

Für den Fall also, dass Betroffene und ihre Angehörigen sich von ihrem Hausarzt nicht ausreichend betreut fühlen, sollten sie darum

Der Weg zur sicheren Diagnose

> ### Diagnose, Rat und Hilfe: Gedächtnissprechstunden — INFO
>
> Gedächtnissprechstunden oder Memory-Kliniken gehören in den meisten Fällen zu einer Universitätsklinik für Neurologie/Psychiatrie oder einer Poliklinik. Das hat folgende Vorteile: Uniklinken mit Gedächtnissprechstunden sind auf die Diagnostik und Behandlung von Demenzen ausgerichtet und forschen nach besseren Therapiemöglichkeiten. Betroffene können dadurch von den neuesten Forschungsergebnissen profitieren. Außerdem finden sich möglicherweise dort auch Angehörigengruppen zum Austausch von Erfahrungen, aber auch Gefühlen wie Trauer und Ärger. Darüber hinaus können Betroffene psychologische Beratungsangebote nützen und an klinischen Studien zur Bewertung neuer Therapien teilnehmen.

bitten, an einen Spezialisten überwiesen zu werden wie einen Neurologen, Gerontologen, Psychiater, Psychologen oder Neuropsychologen. Sinnvoll ist es auch, Freunde oder Bekannte zu fragen, ob sie einen Arzt empfehlen können. Sich mit anderen auszutauschen kann dabei viel Zeit, Mühe und Frust ersparen. Können weder Hausarzt noch Bekannte einen Facharzt empfehlen, so hilft es weiter, die Alzheimer Gesellschaft der Heimatstadt zu kontaktieren, um zu erfahren, wo spezielle Gedächtnissprechstunden angeboten werden. Die Adresse findet sich entweder im Telefonbuch oder im Internet unter www.deutsche-alzheimer.de (Alzheimer Gesellschaften und Anlaufstellen).

Wie stellt der Arzt eine Demenz fest?

Weil zu Beginn einer Demenz die Krankheitszeichen noch nicht sehr ausgeprägt sind und Betroffene dazu neigen, ihre Defizite herunterzuspielen, ist es für Ärzte schwer, die Krankheit zu diagnostizieren.

Wie stellt der Arzt eine Demenz fest?

Bei Verdacht auf Demenz wird der Arzt deshalb andere Krankheiten, die für die Gedächtnisstörungen verantwortlich sein können, ausschließen. Dazu untersucht er beispielsweise Herz, Kreislauf, Lungen, Schilddrüse und Blut. Auch muss er sicher sein können, dass nicht eine andere seelische Krankheit wie eine Depression als Demenz fehlgedeutet wird.

Angehörige des Betroffenen können den Arzt bei der Diagnostik unterstützen, indem sie ihm Auskunft zum Beispiel über chronische Krankheiten, täglich benötigte Medikamente oder Fälle von organischen Hirnkrankheiten in der Familie geben. Hilfreich ist auch das Führen eines Tagebuchs, in dem Angehörige ab dem ersten Verdacht festgehalten haben, welches

> Zu einer sorgfältigen Diagnose gehört die gründliche Untersuchung des körperlichen wie des geistigen Zustandes. Mit Gedächtnistests werden Gedächtnis, Denkvermögen, Sprache und Wahrnehmungsfähigkeit geprüft. Dem Ausschluss anderer Krankheiten dienen neben körperlichen Untersuchungen auch Laborbestimmungen und bildgebende Verfahren.

Informationen, die die Diagnose erleichtern — INFO

- Wann haben die Beschwerden begonnen und welche Faktoren haben sie möglicherweise ausgelöst?
- Gibt es einen Zusammenhang beispielsweise mit einem wichtigen Lebensereignis, mit anderen körperlichen Beschwerden oder mit der Einnahme bestimmter Medikamente?
- Wie war oder ist der Verlauf? Haben die Beschwerden abrupt eingesetzt, könnte dies ein Indiz für eine gefäßbedingte Ursache sein. Der Verlauf unterscheidet die Alzheimerdemenz nicht nur von gefäßbedingten Demenzen, sondern auch von der normalen Altersvergesslichkeit. Sie nämlich schreitet kaum fort.
- Gibt es familiäre Belastungen? Dies können beispielsweise häufige Fälle von Depressionen, Trisomie 21 (Downsyndrom), Parkinsonkrankheit (Schüttellähmung), Chorea Huntington (neurologische Erbkrankheit mit unwillkürlichen Bewegungen) oder Morbus Wilson (vererbbare Kupferstoffwechselstörungen) in der Familie sein.

Der Weg zur sicheren Diagnose

Symptom aufgetreten ist. Dabei sollte jedes auffällige oder untypische Verhalten notiert werden, wie lange es angedauert hat und auch Hinweise darauf liefern, welche Faktoren es ausgelöst haben könnten. Diese Informationen können dem Arzt wertvolle Hinweise liefern, wo er mit der Diagnose ansetzen soll. Denn frühzeitige Erkennung und Behandlung erhöhen die Chancen, die geistigen Fähigkeiten so lange wie möglich zu erhalten.

Demenz oder Depression?

Nicht selten kommt am Anfang einer Demenz auch eine traurige Verstimmung beim Betroffenen vor. Er merkt ja selbst, dass etwas mit ihm nicht in Ordnung ist. Aber auch bei nicht betroffenen älteren Menschen sind häufiger Depressionen zu beobachten. Da in so einem Fall ebenfalls Störungen von Merkfähigkeit, Gedächtnis, Konzentration und Aufmerksamkeit auftreten, können die Symptome leicht mit denen der Alzheimerkrankheit verwechselt werden.

Wegen ähnlicher Symptome lassen sich Demenz und Depression leicht verwechseln.

Depression oder Demenz – wichtige Unterscheidungsmerkmale

Da bei einer Depression die geistige Leistungsfähigkeit ebenfalls häufig herabgesetzt ist, können ihre Symptome leicht mit denen einer Demenz verwechselt werden. Die folgenden Merkmale helfen, beide Krankheiten zu unterscheiden.
Bei der Abgrenzung von Demenz und Depression helfen ebenso kernspintomografische Aufnahmen und standardisierte Tests. So erreichen depressive Patienten beispielsweise im klassischen Mini-Mental-Status-Test selten weniger als 24 von 30 maximal möglichen Punkten.

Depression	Demenz
Oft lässt sich ein fester Zeitpunkt als Beginn der Störungen angeben.	Die Störungen beginnen schleichend.
Betroffene nehmen ihre Störungen sehr bewusst wahr und klagen häufig darüber.	Der Betroffene zeigt keine Krankheitseinsicht, versucht Defizite und Fehler zu vertuschen.
Die Störungen nehmen rasch, meistens innerhalb weniger Wochen, zu.	Anfänglich meist eine langsame Verschlechterung, die Phase leichter Störungen kann Monate oder Jahre andauern.
Der Betroffene hatte meist früher schon psychische Störungen.	Der Betroffene hat meist keine Vorgeschichte in Sachen psychische Störungen.
Der Betroffene sucht früh, oft innerhalb der ersten Wochen, ärztliche Hilfe.	Der Betroffene sucht erst sehr spät, meist dann, wenn es gar nicht mehr anders geht, einen Arzt auf.
Kurzzeitgedächtnis und Langzeitgedächtnis sind gleichermaßen betroffen.	Der Betroffene vergisst kurz Zurückliegendes, das Langzeitgedächtnis ist anfangs noch nicht berührt.
Die Störungen bilden sich nach erfolgreicher Behandlung der Depression zurück.	Die Störungen der geistigen Leistungsfähigkeit bilden sich nicht zurück.

Geistige Leistungsfähigkeit testen: psychometrische Tests

Um eine Demenz nachzuweisen, werden sogenannte psychometrische Tests eingesetzt. Hierbei handelt es sich um wissenschaftlich erprobte und standardisierte Fragebögen, mit denen sich geistige und

Der Weg zur sicheren Diagnose

kognitive Fähigkeiten überprüfen lassen. Sie umfassen Parameter wie Orientierung, Wahrnehmung, Informationsverarbeitung, Konzentration, Gedächtnis, kommunikative Kompetenzen sowie sprachliche und visuell-räumliche Fähigkeiten. Man spricht hierbei auch von einem Demenzscreening.

Psychometrische Tests sind wissenschaftlich erprobte und standardisierte Fragebögen zur Beurteilung der Hirnleistung.

Ein einfaches und häufig angewandtes Screeningverfahren ist der allenfalls zehnminütige **Mini-Mental-Status-Test** (MMSE). Er erfasst drei Bereiche:

- Tägliches Leben: Fällt es dem Betroffenen schwer, alltägliche Handlungen auszuführen wie sich anzuziehen und zu waschen, Mahlzeiten zuzubereiten und zu essen, Haushaltsgeräte zu bedienen? Hat er Schwierigkeiten, allein zu verreisen?
- Kommunikation: Kann er sich beispielsweise noch mündlich und schriftlich verständlich machen? Ist er in der Lage, geschriebene Anweisungen zu lesen und zu verstehen, gesprochene Anweisungen auszuführen?
- Einfache mathematische Fähigkeiten: Vermag der Betroffene einfache Rechenaufgaben zu lösen wie zum Beispiel Wechselgeld zu berechnen? Ist er fähig, seine finanziellen Angelegenheiten zu regeln? Erkennt er die Uhrzeit richtig?

Der Blick ins Gehirn: bildgebende Verfahren

Bestätigt das Demenzscreening den Verdacht auf eine beginnende Demenz, so hilft moderne Medizintechnik die Diagnose zu präzisieren und Ursachen wie Durchblutungsstörungen und Tumore zu ermitteln.

Mithilfe der Computertomografie (CT) oder besser noch der Kernspintomografie (MRT) lassen sich sehr genaue dreidimensionale Bilder vom Gehirn anfertigen. Bei der Computertomografie wird das

Gehirn schichtweise geröntgt. Diese Methode erlaubt es, mögliche Ursachen für eine Demenz wie Hirnblutungen oder Tumore zu finden. Die Kernspintomografie, auch Magnetresonanztomografie genannt, ermöglicht es, Schäden in den Hirngefäßen aufzuspüren, die zu Durchblutungsstörungen führen und eine gefäßbedingte Demenz verursachen. Handelt es sich um eine Demenz vom Alzheimertyp, werden mittels dieser bildgebenden Verfahren Schrumpfungen im Bereich des Schläfenlappens des Gehirns sichtbar gemacht. Diese als Hippocampus bezeichnete Hirnregion spielt eine wichtige Rolle bei der Bildung von Erinnerungen.

> Die Kernspintomografie, auch Magnetresonanztomografie (MRT) genannt, ist eine diagnostische Technik zur Darstellung der inneren Organe und Gewebe mithilfe von Magnetfeldern und Radiowellen. Sie ist vielen Menschen als die »Röhre« bekannt.

Außer dass man Gehirnstrukturen abzubilden vermag, kann man heute dem Gehirn sogar bei der Arbeit zuschauen. Beim SPECT-Verfahren (Single-Photon-Emissions-Computertomografie) beobachten Radiologen genau die Durchblutung aller Hirnregionen und nehmen dabei besonders den Schläfen- und den Scheitellappen unter die Lupe.

> Mit der Positronenemissionstomografie (PET) lassen sich Stoffwechselprozesse im Gehirn sichtbar machen.

Noch präzisere Ergebnisse liefert die Positronenemissionstomografie (PET). Dieses Verfahren macht den Zucker- oder Sauerstoffstoffwechsel der Nervenzellen in den Hirnregionen sichtbar. Damit lassen sich funktionelle Veränderungen bereits sehr früh nachweisen. Auch hierbei gilt das Augenmerk vor allem dem Schläfenlappen, weil Störungen in diesem Bereich typisch für eine primäre Demenz sind.

Besteht der Verdacht, dass eine andere neurologische Erkrankung die Gedächtnisstörungen verursacht, kommt die Elektroenzephalographie (EEG) zum Einsatz. Dazu werden kleine Elektroden auf der Kopfoberfläche befestigt, mit denen die elektrischen Aktivitäten der Nervenzellen im Gehirn aufgezeichnet werden. Entzündliche und stoffwechselbedingte Hirnerkrankungen können so festgestellt werden.

Der Weg zur sicheren Diagnose

»Oft können wir entwarnen«

Dr. med. habil. Andreas Fellgiebel, Leiter der Gedächtnisambulanz in Mainz, über die Diagnose von Demenzerkrankungen.

Frage Die Alzheimerkrankheit, so heißt es, sei zweifelsfrei erst nach dem Tod feststellbar. Wie sicher lassen sich Alzheimer und andere Ursachen für eine Demenz diagnostizieren?

Dr. Fellgiebel *Dass man erst nach dem Tod feststellen könne, ob es Alzheimer war oder nicht, ist meiner Meinung nach eines der Ammenmärchen der medizinischen Sichtweise von Demenz der vergangenen 30 Jahre. Im Gegenteil: Es gibt heute Untersuchungsmethoden, die bereits sehr früh eine sichere Diagnose erlauben. Allein um zu erkennen, dass jemand an einer manifesten Demenz leidet, dafür bedarf es keiner speziellen fachärztlichen Ausbildung. Schwieriger ist es hingegen, die genauen Ursachen abzuklären. So gibt es zum Beispiel Krankheiten, bei denen die gleichen Symptome wie bei einer Alzheimererkrankung auftreten. Bevor ich jemandem aber eine solch folgenschwere Diagnose mitteile, muss ich mir auch wirklich sicher sein, dass nicht beispielsweise ein Vitaminmangel oder eine Schilddrüsenunterfunktion die Demenz verursachen.*

Frage Noch ist kein Heilmittel gegen Alzheimer gefunden, deshalb zögern viele, die betroffen zu sein glauben, einen Arzt aufzusuchen.

Dr. Fellgiebel *Wer Störungen des Kurzzeitgedächtnisses und der Sprache bei sich feststellt oder viele Alzheimerfälle in der Familie hat, dem rate ich dringend, sich ärztlich untersuchen zu lassen. Es muss sich ja nicht immer gleich das Schlimmste sein, oft kann der Arzt auch entwarnen. Wenn wir bei uns in der Gedächtnisambulanz beispielsweise Gedächtnis, Sprache und Aufmerksamkeit untersuchen, stellen wir schätzungsweise bei jedem vierten Patienten fest, dass das Ergebnis absolut seinem Alter und seiner Bildung entspricht, seine Befürchtungen also unbegründet sind.*

Frage Wer also mit der Angst lebt, dass zunehmende Gedächtniseinbußen vielleicht erste Anzeichen für eine Alzheimererkrankung sind, den können Sie möglicherweise beruhigen?

INTERVIEW

Dr. Fellgiebel So ist es. Von denen, die zu uns zur Frühdiagnostik kommen, weil sie befürchten, erkrankt zu sein, erhalten die wenigsten tatsächlich eine solche Diagnose. Die häufigste Ursache für den Abbau der geistigen Leistungsfähigkeit ist die Depression. Darunter leidet etwa bis zu einem Viertel unserer Patienten.

Frage An wen wende ich mich, wenn ich befürchte, an Alzheimer erkrankt zu sein? Ist es ratsam, direkt eine Gedächtnisambulanz aufzusuchen?

Dr. Fellgiebel Normalerweise sollten Sie die Beschwerden zuerst Ihrem Hausarzt schildern. Wenn er versiert ist, wird er organische Leiden, die hinter den beginnenden kognitiven Störungen stecken könnten, ausschließen. Das heißt, er prüft beispielsweise Herz und Kreislauf und lässt das Blut auf mögliche Ursachen wie Stoffwechselstörungen, Nieren- und Lebererkrankungen, Diabetes, Vitamin B12- oder Folsäuremangel labortechnisch untersuchen. Die häufigste Ursache für verminderte geistige Leistungsfähigkeit im Alter ist eine Schilddrüsenunterfunktion. Hier kann der Hausarzt beispielsweise die Schilddrüsenhormone prüfen. Wenn er keine körperlichen Ursachen findet, die die eingeschränkte geistige Leistungsfähigkeit erklären, dann sollte er den Patienten an einen Facharzt für Neurologie oder Psychiatrie oder an eine Gedächtnisambulanz überweisen.

Frage Was genau wird in der Gedächtnisambulanz untersucht?

Dr. Fellgiebel Aufgabe der Gedächtnisambulanz ist es festzustellen, ob der Abbau der kognitiven Leistungsfähigkeit das normale Altersmaß überschreitet, und wenn ja, den Ursachen hierfür auf den Grund zu gehen. Dies erfordert zunächst eine ausführliche neuropsychologische Testung. Das heißt, wir testen die einzelnen Denkfunktionen wie Aufmerksamkeit, Gedächtnis und Sprache in ein- bis eineinhalbstündigen Sitzungen und erstellen so ein individuelles Profil der geistigen Leistungsfähigkeit. Dieses Leistungsprofil vergleichen wir mit einer geschlechts-, alters- und bildungsgleichen normalen Kontrollgruppe oder mit Voruntersuchungen. Darüber hinaus erfolgt eine fachärztliche psychiatrische Untersuchung, um beispielsweise auszuschließen, dass eine Depression die Beschwerden verursacht.

Der Weg zur sicheren Diagnose

»Oft können wir entwarnen«

Frage Viele Menschen vertrauen nur dem, was sie auch sehen können. Sie möchten, dass der Arzt mit einem bildgebenden Verfahren eine Aufnahme des Gehirns macht. Wie aussagekräftig sind im Vergleich dazu neuropsychologische Tests?

Dr. Fellgiebel Die Neuropsychologie ist das sensitivste Instrument der Frühdiagnostik. Das heißt: Wenn das Ergebnis der Testung dem Alter, Geschlecht und der Bildung entsprechend ausfällt, keine neurologischen Beschwerden wie etwa Taubheitsgefühle oder Lähmungserscheinungen auftreten und auch die psychiatrische Untersuchung ohne Befund bleibt, der Patient also nicht etwa an einer Depression oder an wahnhaften Störungen leidet, dann können wir in der Regel Entwarnung geben.

Frage Was geschieht, wenn die Ergebnisse der neuropsychologischen Tests den Verdacht auf Alzheimer erhärten?

Dr. Fellgiebel Wenn das Profil der geistigen Leistungsfähigkeit den Verdacht auf Alzheimer nahelegt, vielleicht auch schon alzheimertypische Symptome wie Gedächtnis-, Wortfindungs- und Aufmerksamkeitsstörungen auftreten, dann machen wir eine Ausschlussdiagnostik. Das heißt, wir sehen genau nach, ob es für die Beschwerden nicht vielleicht auch andere Ursachen gibt. Dafür rufen wir beispielsweise beim Hausarzt die Laborwerte der Blutuntersuchung ab und machen eine strukturelle Aufnahme vom Gehirn. Mithilfe bildgebender Verfahren wie etwa der Computertomografie (CT) oder der Magnetresonanztomografie (MRT) können strukturelle Veränderungen des Gehirns, sogenannte Läsionen, erfasst und eingeordnet werden. So lässt sich beispielsweise erkennen, ob Durchblutungsstörungen, ein Hirntumor oder andere krankhafte Veränderungen die geistige Leistungsfähigkeit beeinträchtigen.

Frage Wenn sich die ersten für eine Alzheimererkrankung typischen Symptome wie Gedächtnis-, Wortfindungs- und Aufmerksamkeitsstörungen zeigen, läuft der Krankheitsprozess im Gehirn bereits seit vielen Jahren. Gibt es Verfahren, mit denen sich sehr früh spezifische, für eine Alzheimererkrankung typische Veränderungen nachweisen lassen?

INTERVIEW

Dr. Fellgiebel Ja, solche frühen Diagnoseverfahren gibt es. Zum einen können wir mit der sogenannten Positronenemissionstomografie (PET) den Zuckerstoffwechsel der Nervenzellen im Gehirn abbilden. Bereits in einem sehr frühen Stadium der Krankheit, wenn der Betroffene außer Gedächtnisstörungen noch keine weiteren Symptome hat, lassen sich im Gehirn ganz typische Stoffwechselveränderungen nachweisen. Finden wir die, ist die Diagnose relativ sicher. Bestehen dann noch Zweifel, können wir das Nervenwasser, den sogenannten Liquor, auf spezifische Eiweißstoffe untersuchen. Als bislang spezifischstes Protein gilt das sogenannte Phosphor-Tau. Bei der Alzheimererkrankung bilden sich innerhalb der Nervenzellen Tau-Protein-Ablagerungen, sogenannte Neurofibrillen. Und in diesem Degenerationsprozess der Tau-Proteine kommt es zu chemischen Veränderungen, die wir als Phosphorylierungen bezeichnen. Wenn sich eine bestimmte Konzentration an Phosphor-Tau im Nervenwasser messen lässt, ist dies ein spezifischer Hinweis. Mit beiden Verfahren gemeinsam, dem FTG-PET und der Liquoruntersuchung, erreichen wir eine Diagnosesicherheit von über 95 Prozent.

Frage Wie viel Zeit vergeht in der Regel zwischen den ersten Gedächtniseinbußen und dem Stadium der Demenz?

Dr. Fellgiebel Die meisten Patienten kommen zu uns, wenn die Beschwerden bereits seit einem oder anderthalb Jahren bestehen. Eine große Studie hat gezeigt, dass von den älteren Menschen, bei denen sich bereits deutliche Gedächtnisstörungen in der neuropsychologischen Testung nachweisen lassen, etwa die Hälfte nach drei Jahren eine Alzheimerdemenz entwickelt. Das heißt, dass sie in ihrer kognitiven Leistungsfähigkeit so weit eingeschränkt sind, dass sie bereits eine gewisse Hilfsbedürftigkeit haben. Manche haben dieses Stadium schon nach einem Jahr erreicht, bei manchen dauert es mehr als drei Jahre.

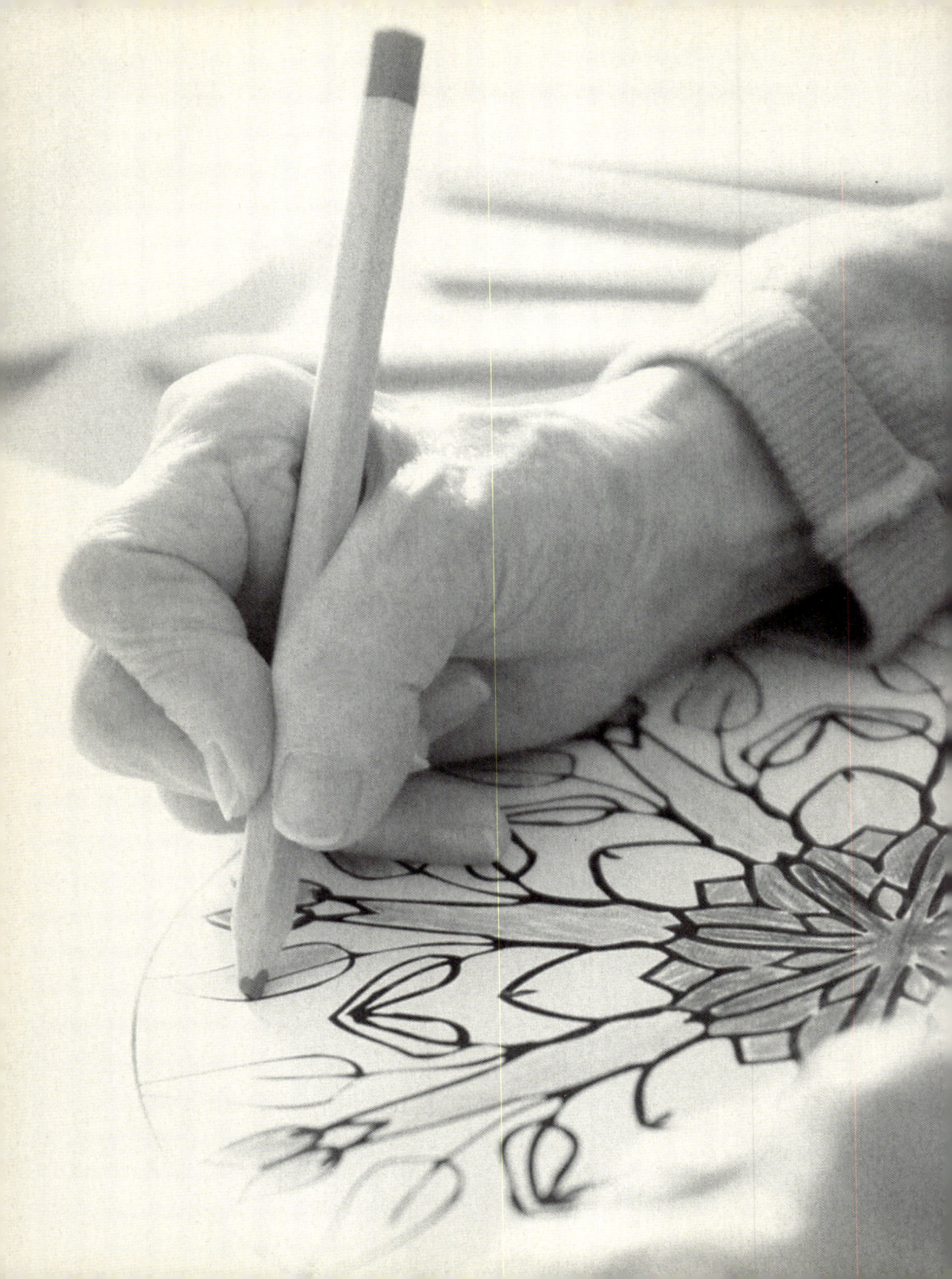

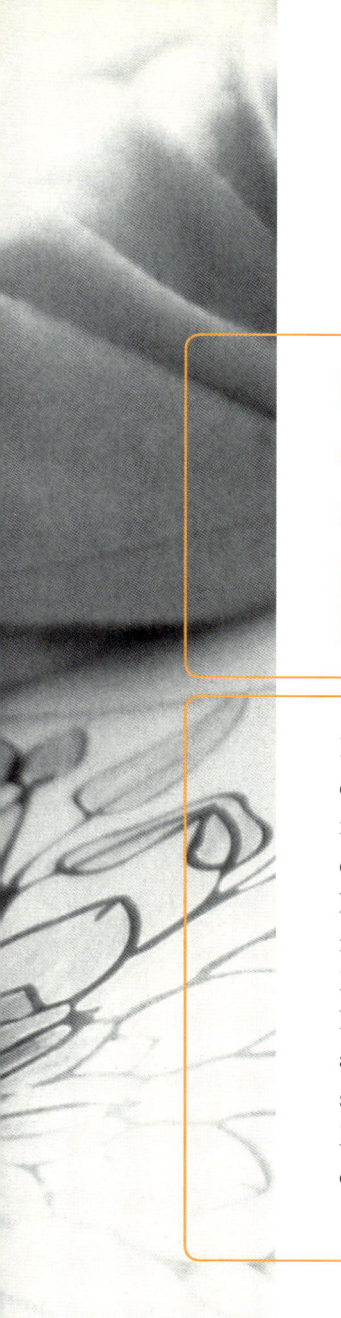

Die zwei Säulen der Behandlung: Medikamente und psychologische Begleitung

Für die meisten Demenzerkrankungen gibt es heute noch keine Heilung. Das bedeutet aber nicht, dass der Erkrankte seinem Schicksal einfach überlassen bleiben sollte. Mit Medikamenten lässt sich der Verlauf der Krankheit verzögern, in manchen Fällen sogar vorübergehend ein gewisses Maß an geistiger Klarheit zurückgewinnen. Nicht medikamentöse Therapien wie Erinnerungsarbeit und Gedächtnistraining fördern die Selbstständigkeit und das Wohlbefinden demenzkranker Menschen und entlasten damit nicht zuletzt auch die Angehörigen.

Die zwei Säulen der Behandlung

Wie lässt sich eine Demenzerkrankung behandeln?

Eine Therapie, die zur Heilung führt, gibt es derzeit für die meisten Demenzerkrankungen noch nicht. Dies gilt insbesondere für Alzheimer. Die Behandlung zielt deshalb darauf ab, die Lebensqualität der Kranken und ihrer Angehörigen zu verbessern. Für die ganzheitliche Behandlung eines Demenzkranken ist vor allem ein gut aufeinander eingespieltes Therapeutenteam aus Arzt, Psychologe und Pflegenden notwenig. Eine Behandlung kann ambulant wie auch stationär erfolgen. Weil es aber den Betroffenen im Laufe der Krankheit ohnehin immer schwerer fällt, sich in fremder Umgebung zurechtzufinden, ist es von Vorteil, sie in der vertrauten Umgebung zu belassen.

Eine optimale Behandlung Demenzkranker beruht auf zwei Säulen – der medikamentösen und der psychologisch orientierten Therapie. Die Kombination beider verzögert nicht nur den geistigen Abbau, sondern sichert den Betroffenen auch ein höheres Maß an Wohlbefinden.

Grundsätzlich basiert die moderne Behandlung demenzkranker Patienten auf zwei Säulen: auf der medikamentösen Therapie und der optimalen Betreuung, um geistige Anregung und Geborgenheit zu bieten.

Medikamente zögern das Vergessen hinaus

Die medizinische Behandlung von Alzheimerpatienten setzt zum einen bei der Verminderung des Botenstoffs Acetylcholin im Gehirn des Kranken an. Mittel der Wahl zur Behandlung von Gedächtnis- und Denkstörungen bei leichter bis mittelschwerer Alzheimerdemenz sind deshalb sogenannte **Acetylcholinesterasehemmer**. Zu nennen sind hier vor allem die Wirkstoffe Donepezil (*Präparatname*

Aricept), Rivastigmin (*Präparatname Exelon*) und Galantamin (*Präparatname Reminyl*). Sie verhindern, dass bereits gebildetes Acetylcholin im Gehirn wieder abgebaut wird, und sorgen somit dafür, dass der Botenstoff länger zur Verfügung steht. Weil dadurch der Informationsaustausch zwischen den Nervenzellen verbessert wird, können auch in betroffenen Hirnregionen wieder mehr Informationen abgespeichert werden. Die geistige Leistungsfähigkeit lässt sich so für kurze Zeit geringfügig steigern, der Abbau von Gedächtnis, Aufmerksamkeit und Konzentrationsvermögen bis zu einem Jahr verzögern.

Medikamente zielen darauf ab, die Symptome zu lindern und den Krankheitsverlauf zu verzögern. Sie werden vom Arzt verordnet, nachdem er eine Demenz sicher festgestellt hat.

Wichtig ist, dass die medikamentöse Unterstützung erfolgt, solange noch möglichst viele Nervenbahnen im Gehirn intakt sind. Denn das Fortschreiten der Krankheit wird im Frühstadium am effektivsten behindert. Zwar lässt sich das Leiden nicht endgültig stoppen, der erreichte Aufschub bringt aber wertvollen Zeitgewinn mit mehr Lebensqualität. Die Aufnahme in ein Pflegeheim kann so möglicherweise hinausgezögert werden und ist am Ende vielleicht gar nicht mehr nötig.

Bei Beachtung der Gegenanzeigen haben Acetylcholinesterasehemmer in der Regel wenige Nebenwirkungen. Am häufigsten bei allen drei Wirkstoffen treten Übelkeit, Erbrechen und Durchfall auf. Seltener kommen Bauchschmerzen, Muskelkrämpfe, Schlafstörungen oder Müdigkeit, Appetitmangel und Gewichtsverlust vor.

Als Nebenwirkungen können Übelkeit, Erbrechen und Durchfall auftreten.

Werden die Mittel anfangs sehr niedrig dosiert und die tägliche Dosis über einen längeren Zeitraum hinweg behutsam gesteigert, kann sich die Verträglichkeit bessern.

Nicht angewendet werden dürfen Galantamin und Rivastigmin bei schweren Leberfunktionsstörungen. Auf Galantamin muss zudem bei schweren Nierenfunktionsstörungen verzichtet werden.

Die zwei Säulen der Behandlung

Medikamente und gefäßbedingte Demenzen

Bei einer vaskulären Demenz ist ein konsequentes Ausschalten der Risikofaktoren notwendig: Behandlung eines erhöhten Blutdrucks und Reduzierung erhöhter Fettstoffwechsel- und Blutzuckerwerte, Verzicht auf das Rauchen sowie Reduktion von Übergewicht. Ist das Gefäßsystem bereits zu stark geschädigt, kann die Behandlung – ähnlich wie bei Alzheimer – den Abbau nur noch verlangsamen. Mittlerweile gibt es Hinweise darauf, dass Acetylcholinesterasehemmer auch bei gefäßbedingter Demenz, Mischformen von Alzheimer und vaskulärer Demenz erfolgreich eingesetzt werden können.

Wie Zellen miteinander sprechen — INFO

Bei Merkvorgängen setzen Nervenzellen vorübergehend Glutamat frei. Der kurzfristig erhöhte Glutamatpegel bewirkt bei der Nachbarzelle, dass verstärkt Kalzium einströmt, und ermöglicht das Weiterleiten der Merkvorgänge. Ist die Signalübertragung abgeschlossen, pendelt sich die Glutamatkonzentration zwischen den Nervenzellen auf niedrigem Niveau wieder ein. Übrig bleibt eine geringe Grundkonzentration, das »Grundrauschen«. Bei Alzheimer aber verlieren die Nervenzellen ihre Funktionsfähigkeit und es kommt zu einem ständigen Glutamatüberschuss in den Nervenzellzwischenräumen. Sendet eine Zelle nun ein Signal, kommt bei der Nachbarzelle nichts mehr davon an, sondern das Lernsignal geht im zu starken Rauschen unter. Eine ständig erhöhte Glutamatkonzentration und der vermehrte Kalziumeinstrom schädigen darüber hinaus die Zelle und bewirken schließlich ihren Untergang.

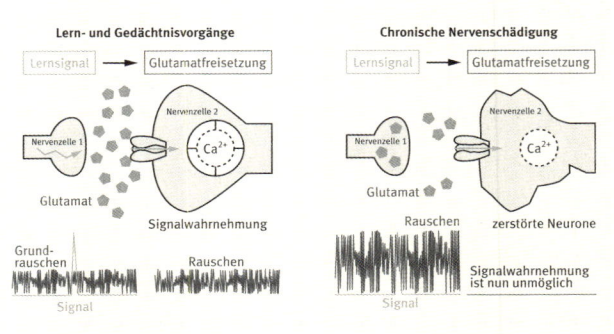

Memantine bremst den Abbau der Neuronen

Ein weiterer Wirkstoff ist **Memantine** (Präparatnamen: *Ebixa* und *Axura*). Er wird bereits seit Jahren erfolgreich bei anderen Formen von Hirnschäden eingesetzt. Er beeinflusst das Glutamatsystem, das bei der Signalübertragung von Zelle zu Zelle und damit bei Lernen und Gedächtnisleistung eine wichtige Rolle spielt. Es verhindert eine unerwünschte Wirkung von zu viel Glutamat, ohne die positiven Einflüsse dieses Botenstoffs auf die Gedächtnisleistung zu beeinträchtigen. Experimente belegen zudem eine schützende Wirkung auf die empfindlichen Nervenzellen. Memantine ist gegenwärtig das einzige Medikament, das in Europa und den USA auch zur Behandlung moderater bis schwerer Alzheimerkrankheit zugelassen ist. Bei den meisten Patienten bewirkt es ein langsameres Fortschreiten der Symptome. Die Krankheit bessert sich allerdings nicht.

> Der Wirkstoff Memantine bringt das Glutamatsystem wieder ins Gleichgewicht und verbessert so die Signalübertragung zwischen den Nervenzellen.

> Bei mittelschwerer bis schwerer Demenz verzögert Memantine das Fortschreiten der Demenzsymptome.

Grundsätzlich wird dieses Medikament gut vertragen. Patienten mit schweren Nierenfunktionsstörungen oder einem »frischen« Herzinfarkt allerdings sollten nicht damit behandelt werden. Bei mittelschweren Nierenfunktionsstörungen, schwerer Herzinsuffizienz oder Bluthochdruck muss die Therapie mit Memantine zudem besonders sorgfältig überwacht werden. Erhöhte Vorsicht geboten ist ebenso bei Patienten mit Epilepsie oder Krampfanfällen.

Medikamente zur Linderung von Begleitsymptomen

Im Verlauf einer Demenz können Symptome wie Niedergeschlagenheit, Ängstlichkeit, Aggressivität, Unruhe, Schlaflosigkeit, Wahnvor-

Die zwei Säulen der Behandlung

> Medikamente wie Neuroleptika und Antidepressiva sollten wegen der vielen unerwünschten Nebenwirkungen möglichst sparsam und nur so lange eingesetzt werden, wie unbedingt nötig. Die medikamentöse Behandlung sollte immer durch einen erfahrenen Arzt erfolgen, der in der Lage ist, Wirkungen und Risiken im Einzelfall gegeneinander abzuwägen.

stellungen und Sinnestäuschungen auftreten. Zur Milderung dieser Symptome verordnen Ärzte Antidepressiva und Neuroleptika.

Neuroleptika vermindern die Signalübertragung des Botenstoffs Dopamin im Gehirn und wirken dadurch entspannend und beruhigend. Da viele Medikamente dieser Arzneimittelgruppe Nebenwirkungen hervorrufen können, sollten schwach wirkende Neuroleptika mit vorwiegend beruhigendem Effekt oder neuere Substanzen mit geringen Nebenwirkungen, sogenannte atypische Neuroleptika, bevorzugt werden.

Häufig verordnete Antidementiva — INFO

Chemischer Name	Präparatname	Wirkungsweise	Typische Nebenwirkungen	Behandlungserfolg beim Durchschnitt der Patienten	Einsatz bei
Donepezil Rivastigmin Galantamin	Aricept Exelon Reminyl	verbessert die durch Acetylcholin vermittelte Signalübertragung	Übelkeit, Erbrechen, Durchfall	kurzfristige leichte Verbesserung der geistigen Leistungsfähigkeit, Verzögerung des Krankheitsverlaufs um 9 bis 12 Monate	leicht- bis mittelgradiger Alzheimerkrankheit
Memantine	Axura, Ebixa	verbessert die durch Glutamat vermittelte Signalübertragung	Unruhe, Schlafstörungen	kurzfristige Verzögerung des Verlaufs, keine Zustandsverbesserung	mittelschwerer bis schwerer Alzheimerkrankheit

Quelle: Deutsche Alzheimer Gesellschaft. Informationsblatt 5: Die medikamentöse Behandlung der Alzheimer-Krankheit

Doch auch diese Mittel dürfen bei älteren Demenzkranken erst nach gründlicher körperlicher Untersuchung und nur mit größter Vorsicht verordnet werden. Insbesondere dann, wenn Risikofaktoren für Schlaganfall wie beispielsweise Bluthochdruck, Herzrhythmusstörungen, Diabetes mellitus und Übergewicht vorliegen. Sie sollten außerdem nur bei schweren Verhaltensstörungen gegeben werden, die Dauer ihrer Einnahme muss der Arzt zudem sorgfältig überprüfen.

Bei erhöhtem Schlaganfallrisiko dürfen Neuroleptika nur unter größter Vorsicht eingesetzt werden.

Antidepressiva erhöhen die Verfügbarkeit der Überträgerstoffe Noradrenalin und Serotonin im Gehirn und wirken dadurch stimmungsaufhellend. Mit einem Antidepressivum sollten aber nur anhaltende und schwere depressive Verstimmungen behandelt werden. Ältere trizyklische Antidepressiva wie beispielsweise Amitryptilin (z. B. Saroten) oder Imipramin (z. B. Tofranil) haben häufig Nebenwirkungen wie Müdigkeit oder Schwindel und schwächen zudem die durch Acetylcholin vermittelte Signalübertragung. Deshalb sollten sie bei Demenzkranken nicht eingesetzt werden. Von den neueren, vorwiegend auf das Serotoninsystem wirkenden Antidepressiva (SSRI) hat sich vor allem Citalopram (z. B. Cipramil) als wirksam für Demenzpatienten erwiesen. Die häufigsten Nebenwirkungen sind Übelkeit und Appetitlosigkeit.

Bei anhaltenden und schweren depressiven Verstimmungen kann der Arzt ein Antidepressivum verordnen.

Bevor beruhigende oder stimmungsaufhellende Medikamente gegeben werden, ist zu bedenken, dass demenzkranke Menschen ihr inneres Unbehagen nicht mehr benennen können. Es stellt sich daher immer zuerst die Frage, ob die Symptome nicht möglicherweise durch eine Umgebung oder einen Umgang verursacht wurden, die den Betroffenen nicht gerecht werden. So können Schlaf- und Essstörungen wie auch Unruhe eine Folge von Einsamkeit sein,

Der einfühlsame Umgang mit demenzkranken Menschen ist oft wirkungsvoller als die verabreichten Medikamente.

aggressives Verhalten kann durch Überforderung ausgelöst werden, vermehrte Desorientierung tritt unter Umständen bei wechselnden Umgebungsbedingungen und Bezugspersonen auf, und nicht zuletzt können Widerstand, Feindseligkeit und Misstrauen Zeichen von Missachtung biografischer Faktoren, von Stolz und Rang, aber auch von Scham sein. Ein angemessener und verständnisvoller Umgang ist daher in vielen Fällen wirkungsvoller als manches Medikament.

Nicht medikamentöse Therapieverfahren fördern das Wohlbefinden

Die Behandlung mit Medikamenten zielt darauf ab, den Krankheitsverlauf zu verzögern und Beschwerden zu lindern. Damit bietet sie Betroffenen – wie auch ihren Angehörigen – eine sinnvolle therapeutische Möglichkeit. Doch damit allein ist der Behandlungsspielraum noch längst nicht erschöpft. Ein ganzer Reigen weiterer Therapieformen ergänzt die medikamentöse Behandlung und ist ebenso wichtig wie sie. Ihr Ziel ist es, das Wohlbefinden des Erkrankten zu steigern und verloren gegangene Kompetenzen wie selbstständig zu essen oder sich zu waschen zurückzugewinnen. Durch körperliche und geistige Anregung können Demenzkranke wieder lernen, am Leben teilzunehmen. Das Trainieren einfacher alltäglicher Fähigkeiten hilft, die Selbstständigkeit möglichst lange zu erhalten, die Erkrankten erfahren sich wieder als leistungsfähig und gewinnen an Selbstvertrauen. Dadurch werden die Angehörigen ebenfalls entlastet. Erfolgreich sind alternative Therapien allerdings nur dann, wenn sie den Erkrankten weder über- noch unterfordern. Hier die wichtigsten alternativen Therapieformen im Überblick:

Alternative Behandlungsmethoden fördern bei Demenzkranken Selbstständigkeit und Wohlbefinden. Vorausgesetzt, der Kranke wird weder über- noch unterfordert und seine Vorlieben und Abneigungen werden berücksichtigt.

Psychotherapie – nicht nur für junge Menschen

Entgegen dem überkommenen Vorurteil »Alte kann man sowieso nicht ändern« spielen psychotherapeutische Angebote auch für ältere Menschen eine wichtige Rolle. Insbesondere Patienten, die von ihrer Demenzerkrankung gerade erst erfahren haben, kann eine psychotherapeutische Begleitung dabei helfen, die Diagnose zu verarbeiten und sich zusammen mit den Angehörigen auf das Kommende vorzubereiten (siehe Experteninterview S. 66).

Die beiden großen Richtungen der Psychotherapie, Verhaltens- und Tiefenpsychologie, haben darüber hinaus zu Störungen im Alter wie beispielsweise Depression und Demenz eigene Therapiekonzepte entwickelt. Als Therapieverfahren, die zur Behandlung Demenzkranker häufig eingesetzt werden, sind kognitives Training (»Gehirnjogging«), Ergotherapie und Erinnerungstherapie besonders hervorzuheben.

Ergotherapie – die eigenen Fähigkeiten wieder erlebbar machen

Bei der Ergotherapie, einer speziellen Form der Beschäftigungstherapie, werden die Alltagsfähigkeiten Demenzkranker durch Übungen und Beschäftigungen entsprechend dem jeweiligen Krankheitsgrad gefördert. Insbesondere Einrichtungen der stationären Altenhilfe sowie viele Gedächtnissprechstunden und Spezialambulanzen bieten besondere Gruppenprogramme an, bei denen beispielsweise alltägliche Dinge wie einkaufen und Mahlzeiten zubereiten gemeinsam geübt werden. Weitere gemeinschaftliche Aktivitäten wie Ausflüge, Spiele, Sing- und Tanzabende oder

Ergotherapie unterstützt die Handlungsfähigkeit im Alter und steigert so Eigenständigkeit und Selbstwertgefühl demenzkranker Menschen.

Die zwei Säulen der Behandlung

»Die Heimeinweisung hinauszögern«

Dr. Armin Scheurich, Leitender Psychologe in der Gedächtnisambulanz der Psychiatrischen Klinik und Poliklinik in Mainz, über die Vorteile einer frühen psychotherapeutischen Betreuung

Frage Sie haben an der Uniklinik Mainz das erste psychotherapeutische Gruppenprogramm für frühdiagnostizierte Demenzkranke und ihre Angehörigen ins Leben gerufen. Warum ist psychologische Betreuung für Menschen mit beginnender Demenz so wichtig?

Dr. Scheurich *Durch verbesserte diagnostische Standards – psychologische Tests sowie bildgebende Verfahren – können wir heute bereits sehr früh und mit hoher Sicherheit sagen, dass beispielsweise eine Alzheimerdemenz kommen wird. Das verpflichtet uns aber auch dazu, Betroffene mit dieser folgenschweren Diagnose nicht allein zu lassen, sondern ihnen zu helfen, sie zu verarbeiten.*

Frage Vor welchen Problemen stehen Menschen, die gerade erst die Diagnose erhalten haben?

Dr. Scheurich *Die Diagnose »Demenz« ist für Betroffene und Angehörige gleichermaßen ein schwerer Schock. Oft sind sie nur unzureichend über die Krankheit informiert und wissen zu wenig über ihren Verlauf, über Behandlungsmöglichkeiten oder wie sie die noch verbleibende Lebenszeit sinnvoll planen können. Hinzu kommt, dass die Krankheit selbst Probleme mit sich bringt. Gedächtnisprobleme, die im frühen Stadium auftreten, führen bei den Betroffenen zu großen Unsicherheiten. Aus Angst, ihr Problem könnte entdeckt werden, ziehen sie sich zurück, teilen sich nicht mehr mit und vermeiden es, andere zu fragen. Häufig entwickeln sie depressive Symptome, die Konzentrationsvermögen und Gedächtnis zusätzlich belasten. In unseren gruppentherapeutischen Sitzungen trainieren wir spielerisch das Gedächtnis und ermutigen die Erkrankten durch einfache motorische Übungen und Rollenspiele, auch weiterhin aktiv zu bleiben.*

Frage Profitieren auch Angehörige von einem solchen Angebot?

Dr. Scheurich *Auf jeden Fall. Die Partnerbeziehung wird durch das Einsetzen der kognitiven Probleme stark belastet. So mancher Angehörige reagiert dann schon einmal ungehalten und wirft dem Partner*

INTERVIEW

eine Vergesslichkeit vor. Zum Beispiel: »Dreimal habe ich dir schon gesagt, du sollst die Butter aus dem Kühlschrank holen.« Der Betroffene wehrt sich meist mit Schutzbehauptungen: »Im Kühlschrank war keine Butter, du hast sie sicher weggestellt.« So kommt es zu einem Teufelskreis aus Missverständnissen, Ermahnungen, wiederholten Erinnerungen an Vergessenes und schließlich Reizbarkeit und Aggressivität auf beiden Seiten. Dem kann ein Gruppenprogramm zur Frühintervention entgegenwirken: In Gruppen mit jeweils sechs bis acht Paaren wird der Umgang mit Gedächtnisproblemen in der Partnerschaft geübt und entkatastrophisiert.

Frage Was bedeutet eine intakte Partnerbeziehung für den Erkrankten?

Dr. Scheurich *Die meisten Betroffenen werden von ihren Kindern oder ihren Partnern gepflegt, sodass diese Beziehung funktionieren muss, damit die Erkrankten möglichst lange zu Hause bleiben können. Im Verlauf der Krankheit gehen immer mehr geistige und körperliche Funktionen verloren und damit auch die Fähigkeit, sich um sich selbst zu kümmern. Das müssen dann häufig die Partner übernehmen, und je länger die Partnerschaft funktioniert, desto höher ist die Lebensqualität im Vergleich zu einem stationären Heimaufenthalt. Durch eine frühe Intervention – Beratungs- und Schulungsangebote – kann die Partnerschaft geschützt und stabilisiert werden. Es konnte beispielsweise gezeigt werden, dass allein die Schulung der Angehörigen hinsichtlich der Pflege bei demenzieller Erkrankung eine Heimeinweisung bereits ein bis zwei Jahre verzögern kann.*

Frage Was passiert, wenn Betroffene und ihre Angehörigen sich selbst überlassen bleiben?

Dr. Scheurich *Passives Abwarten verschlechtert die Situation der Betroffenen und ihrer Angehörigen enorm. Die Patienten müssen hilflos miterleben, wie ihre kognitiven Fähigkeiten immer weiter schwinden. Sie und ihre Lebenspartner verpassen zudem die Chance, rechtzeitig weitere Personen aus dem Familien- oder Freundeskreis in die Betreuung und Pflegeplanung mit einzubinden. Oft kommt es bei den mit dem Problem allein gelassenen Angehörigen zu einem Schutzreflex: »Wir schaffen das schon – nur nicht negativ auffallen.« Ein Rückzug aber bedeutet meist auch den Verlust von positiven Aktivitäten, von gesellschaftlichen Kontakten, von Lebensfreude.*

gemeinsame Zeitungslektüre dienen dazu, den Betroffenen aus seiner Isolation herauszuholen und ihn zu motivieren, seine noch erhaltenen Fähigkeiten zu nutzen.

Gedächtnistraining – Denken schützt das Gehirn

Beim Gedächtnistraining wird mit spielerischen Mitteln versucht, die Funktion des Gedächtnisses zu unterstützen, etwa durch Konzentrationsübungen, Merkspiele und Übungen zur geistigen Beweglichkeit. Tatsächlich haben Studien ergeben, dass regelmäßige intellektuelle Aktivität das Risiko für eine Erkrankung an Alzheimer senken oder aber ihren Verlauf verlangsamen kann. Dabei sollte man nicht versuchen, verbissen gegen den demenziellen Abbau anzutrainieren, denn das schadet mehr, als es nützt. Es ist nicht nur erfolglos, sondern frustriert Betroffene wie Angehörige gleichermaßen. Ein Gedächtnistraining eignet sich zudem nur für Patienten im frühen Demenzstadium und hat später keinen Sinn mehr.

> Gedächtnistraining ist nur zu Beginn der Erkrankung, also im ersten Stadium, zu empfehlen. Es ist nur dann sinnvoll, wenn es spielerisch erfolgt und den Erkrankten nicht überfordert.

Erinnerungstherapie – Besinnung auf positive Erinnerungen

Erinnerungen an Vergangenes sind der größte Schatz im Leben eines jeden Menschen. Der Grundgedanke der Erinnerungstherapie ist deshalb folgender: Weil die Krankheit zuerst das Kurzzeitgedächtnis angreift, länger zurückliegende Erinnerungen aber oft noch lange erhalten bleiben, ist es wohltuend für den Erkrankten, sich auf diese Erlebnisse und Erfahrungen zu besinnen. Solche Erinnerungsbilder ermöglichen es ihm, seine Identität, die sich im Laufe der Krankheit immer mehr aufzulösen droht, noch eine Zeit lang zu bewahren. Deshalb wird das Aktivieren positiver Erinnerungen meist in Gruppen mit oder ohne Angehörige gezielt gefördert. Als »Erinnerungsanker« dienen Fotos, typische Musikstücke aus bestimmten Lebensabschnitten, Filmmaterial oder andere Objekte aus der Vergangenheit. Grundsätzlich ist es im Umgang mit demenzkranken Menschen wichtig, über die wesentlichen Punkte – Kindheit, Jugend, Beruf, Ehepartner und Kinder, aber auch über Vorlieben, Abneigungen, besonders prägende Erlebnisse – Bescheid zu wissen. Wer die persönliche Geschichte eines Demenzpatienten kennt, kann dessen Bedürfnisse besser erkennen und gezielt Behandlungsmöglichkeiten entwickeln (siehe Bericht S. 69).

Die Erinnerungstherapie fördert positive Erinnerungen und stärkt so die Identität des Betroffenen.

»Im Erinnerungscafé finden Menschen mit Demenz Kontakt und Geborgenheit«

Zahlreiche Hände befühlen das röhrenförmige Stück Pelz, streicheln es sanft oder knautschen es zusammen. Ursula Schmöckel-Smetan, Leiterin des Erinnerungscafés der Alzheimer Initiative in Mainz, reicht den Muff nacheinander den Gästen. Der altmodische Handwärmer weckt bei den sechs Frauen und Männern im Alter von 60 bis 80 Jahren Erinnerungen an bitterkalte Tage. Nach einiger Zeit konzentrierten Nachdenkens fasst ein Gast sich ein Herz und fängt an zu erzählen: »Damals, als der Rhein zugefroren war …« Auch bei anderen dämmern Erinnerungen an so manch eisigen Winter herauf. Langsam entwickelt sich ein Gespräch. Mit Erinnerungen an früher lassen sich Türen zur inneren Welt demenzkranker Menschen öffnen. Denn sie bleiben im Gegensatz zum Kurzzeitgedächtnis in der Regel noch lange erhalten.

Die zwei Säulen der Behandlung

»Demenzkranken Menschen Selbstsicherheit und Geborgenheit vermitteln«

»Menschen mit Demenz haben Schwierigkeiten, sich in der Gegenwart zu orientieren und zurechtzufinden. Deshalb können sie zu normalen Alltagsgesprächen, bei dem es oft um Themen wie das Wetter, das Mittagessen, den letzten Urlaub oder andere kurz zurückliegende Ereignisse geht, nur wenig beitragen. Aus Frustration und Scham ziehen sich viele in sich selbst zurück und lassen sich kaum noch zum Reden motivieren. Anders ist es, wenn man sie dazu ermutigt, von früher zu erzählen. Dies gelingt oft viel leichter und gibt ihnen ein Gefühl der Selbstsicherheit und Geborgenheit«, sagt Ursula Schmöckel-Smetan.

Im Mainzer Erinnerungscafé haben Menschen mit beginnender Demenz einmal im Monat für drei Stunden die Möglichkeit, aus ihrer Isolation auszubrechen. Hier erfahren sie, dass Gespräche und Gemeinschaft trotz der Erkrankung möglich sind und erfüllend sein können.

»Ziel dieser Gruppenarbeit ist die Förderung von Kontaktfähigkeit, Erinnerungsleistungen und Gesprächsfertigkeit der Betroffenen in einer geselligen Runde. Demenzkranke Menschen, die sich täglich als hilfsbedürftig und abhängig erleben, gewinnen durch den Rückblick auf die Ereignisse ihres Lebens wieder Selbstvertrauen. Sie werden in ihrer Identität gestärkt. Ein solches Angebot entlastet auch die Angehörigen, die in der Zwischenzeit einmal in aller Ruhe einkaufen oder etwas anderes ganz für sich allein machen können«, erläutert die Sozialpädagogin.

»Es wird gemeinsam gespielt, gesungen und gebacken«

Um die Fenster zum Universum der Betroffenen so weit wie möglich zu öffnen, informiert sich Ursula Schmöckel-Smetan im Vorfeld sehr gründlich über jeden einzelnen Gast. »Ich besuche die

Teilnehmer bei sich zu Hause und versuche möglichst viele Details aus ihrer Biografie zu erfahren wie den früheren Beruf, ehemalige Hobbys, etwas über Ehepartner und Kinder, aber auch über Vorlieben und Abneigungen.« Für jedes Treffen im Erinnerungscafé, dessen einladende Sofaecke mit dem gedeckten Tisch an eine »gute Stube« erinnert, denkt sie sich eigens ein Motto aus. »Oft sind das ganz allgemeine Themen, zu denen jeder etwas beitragen kann, wie Schulzeit, erste Freundschaften, Gartenarbeit, Winter- und Adventszeit. Außerdem wird viel gemeinsam gespielt, gesungen und gebacken.«

Ein wirkliches Erfolgserlebnis bedeutet es für sie, wenn ein besonders zurückhaltender Gast endlich einmal aus sich herausgeht.

»**Demenzkranken Erfolgserlebnisse vermitteln**«
Frau B. zum Beispiel gehört zu den ganz Stillen. Meistens sitzt sie nur da, die Hände im Schoß gefaltet. Sobald es aber darum geht, Sprichwörter zu erraten, wird sie lebhaft: »Morgenstund hat …?« »… Gold im Mund!« »Der frühe Vogel fängt …?« »…den Wurm!«

> Das Erinnerungscafé bietet an Demenz erkrankten Menschen einen geschützten Raum für soziale Begegnungen, in dem Aktivitäten angeregt und vorhandene Kompetenzen erlebbar gemacht werden. Die Gemeinschaftserfahrungen ermöglichen es, Rückzugstendenzen aufzufangen, und tragen zu einer Verbesserung der Lebenszufriedenheit bei. Das Selbstwertgefühl wird gestärkt. Komplementär dazu eröffnet ein solches Angebot den Angehörigen wertvolle Zeitfenster für Entspannung, Einkäufe oder andere Aktivitäten. Erinnerungsgruppen dieser Art – mit oder ohne Angehörige – werden mittlerweile in vielen größeren Städten angeboten. In der Regel werden sie von geschulten freiwilligen Helferinnen gestaltet und von Fachkräften begleitet.

Die anderen Teilnehmer lässt dies nicht unbeeindruckt, sie gratulieren Frau B. dazu, dass sie die passenden Antworten so schnell parat hat. Frau B. lächelt, die Freude steht ihr ins Gesicht geschrieben. Auch Herr F. erntet Lob und Bewunderung, als er mit viel Empathie aus dem Stehgreif Schillers Glocke rezitiert. Die Zuhörer sind hingerissen und applaudieren.

Erfolgserlebnisse dieser Art haben Menschen mit Demenz im Alltag sonst nur selten, wie Ursula Schmöckel-Smetan weiß: »Demenzkranken wird täglich ihr Scheitern vor Augen geführt. Da mit Fortschreiten der Krankheit immer mehr Fähigkeiten verloren gehen, gelingen alltägliche Handlungen immer weniger. Deshalb fühlen sich unsere Gäste bei uns wohl. Hier können sie unbeschwert von Anforderungen, denen sie nicht gerecht werden können, miteinander scherzen und lachen.«

Im Alltag müssen Betroffene oft erleben, dass sie gesellschaftlichen Normen nicht mehr genügen, deshalb brauchen sie einen Ort, an dem sie akzeptiert und bestätigt werden. Genau den möchte das Team des Mainzer Erinnerungscafés seinen Gästen bieten: »Allein das Wohlbefinden zählt. Deshalb ist es egal, wenn jemand seine Kaffeetasse umstößt oder er vielleicht nicht ganz so passend angezogen ist. Jeder ist willkommen, so wie er ist.«

Musik-, Kunst- und Tanztherapie – den Gefühlen Ausdruck verleihen

Musik-, Kunst- und Tanztherapie sind kreative Therapieformen, bei denen es nicht auf die Sprache ankommt. Sie ermöglichen es Demenzkranken, sich ungeachtet ihrer Wortfindungsschwierigkeiten auszudrücken. In wissenschaftlichen Untersuchungen hat man herausgefunden, dass demenzkranke Patienten von ausdrucksorientierten Therapieformen stark profitieren. Dies gilt insbesondere für die

Musiktherapie. Weil jeder Mensch eine musikalische Lebensgeschichte hat, können Melodien, Klänge und Rhythmen frühe Erfahrungen und Erlebnisse wieder wecken. So erinnern sich Patienten oft problemlos an Liedertexte aus der Kinder- und Jugendzeit, singen mit und lassen sich häufig auch spontan zu einem Tänzchen ermutigen. Musik hilft den Kranken, die häufig in der eigenen Gefühlswelt gefangen zu sein scheinen, die Türen wieder zu öffnen. Sie bewirkt Kontakt zu sich selbst und zu anderen und schafft damit ein Stück Lebensqualität.

> Musik kann Türen zur Welt demenzkranker Menschen öffnen. Sie hilft den Kranken, ihre gefühlsmäßige Starre zu verlassen und wieder aktiver am Leben teilzunehmen.

Bewegungstherapie – gut für Körper und Geist

Körperliche Aktivität wirkt sich bei allen Menschen positiv auf Körper und Geist aus. Sie reduziert die Risiken für Herz-Kreislauf-Erkrankungen, fördert die Durchblutung von Muskeln und Gehirn. Gerade bei Demenzkranken kann Bewegung in den verschiedenen Krankheitsstadien zu Erhalt und Verbesserung motorischer Funktionen eingesetzt werden. Bei leichten bis mittelschweren Demenzerkrankungen können Gleichgewicht, Beweglichkeit, Kraft und Ausdauer gezielt gefördert werden. Bei schwer kranken Patienten lassen sich durch passives Bewegen der Gliedmaßen Muskelversteifungen verhindern.

> Durch geeignete Bewegungstherapie können sich Betroffene viele körperliche Fähigkeiten wie beispielsweise das Koordinationsvermögen länger erhalten.

Validation – der wertschätzende Umgang

Die Validation ist eine spezielle Form des Umgangs mit Demenzkranken. Anstatt den verwirrten alten Menschen immer wieder zu korrigieren, wenn er Gegenstände falsch benennt oder Personen verwechselt, respektiert man seine Gefühle wie Ärger, Ängste, Zorn oder

Trauer – auch wenn sie für Außenstehende nicht nachvollziehbar sind. Validation bedeutet übersetzt »Wertschätzung«.

Die pflegende Person lässt sich ganz auf die Welt des Demenzkranken ein. Ein Beispiel: Will jemand zu Hause bei seiner Mutter essen, nützt es nichts, ihm zu sagen, dass diese ja längst tot sei. Es würde ihn verängstigen und aggressiv machen. Besser ist es in einem solchen Fall, dem Kranken zu erklären, dass seine Mutter ihre Erlaubnis zum Außer-Haus-Essen gegeben hat.

> Jemanden zu »validieren« heißt, seine Gefühle anzuerkennen und ihm zu bestätigen, dass sie wahr sind.

Auf der sprachlichen Ebene werden Fragen einfach formuliert, das Gesagte wiederholt (»gespiegelt«). Die Wertschätzung gegenüber dem Kranken wird außerdem durch Berührung, Streicheln und Mitgehen mit seinen Bewegungen ausgedrückt.

Selbsterhaltungstherapie – das Selbstbild bewahren

Tag für Tag müssen demenzkranke Menschen erfahren, wie ein weiterer Teil ihrer Identität verloren geht. Den Verlust des Selbst – ihr eigenes Bild von sich früher und das von heute mit seinen Wünschen, Werten und Einstellungen – erleben die Betroffenen als schmerzlich und beängstigend. Deshalb ist es sehr wichtig, ihnen dabei zu helfen, das Wissen um die eigene Person mit ihren Erfahrungen und Bedürfnissen so lange wie möglich zu bewahren. Eigens zu diesem Zweck wurde die Selbsterhaltungstherapie (SET) entwickelt. Sie ist ein auf die Bedürfnisse demenzkranker Menschen zugeschnittenes Therapiekonzept, das verschiedene Komponenten in sich vereint: psychotherapeutische Unterstützung, systematisches Arbeiten mit auf die eigene Person bezogenem Wissen (Erinnerungstherapie), Stärkung von Alltagsaktivitäten (meist in Form von Kunsttherapie)

> Die Selbsterhaltungstherapie stellt den Versuch dar, die Identität des Kranken – sein Wissen von sich selbst – zu stärken.

und validierende Kommunikation. Ziel dieser Therapieform ist es, das Selbstwertgefühl bei Menschen mit Demenz möglichst lange zu erhalten und es ihnen zu ermöglichen, Identität, Stolz und Selbstvertrauen zurückzugewinnen. Entgegen der durch den Begriff »Therapie« hervorgerufenen Vorstellung, nur ausgebildeten Therapeuten sei es möglich, diese Methode anzuwenden, können auch Angehörige die Prinzipien der Selbsterhaltungstherapie einsetzen. Den einfühlenden Umgang mit demenzkranken Menschen im Alltag vermitteln beispielsweise Fachleute im Rahmen von Angehörigenschulungen der örtlichen Alzheimer Gesellschaft.

Milieutherapie – ein behütendes Umfeld schaffen

Ausgangspunkt für die Milieutherapie ist die Erkenntnis, dass demenzkranke Menschen immer weniger in der Lage sind, sich an ihre Umwelt anzupassen. Dies gilt für die dingliche Umwelt ebenso wie für die sozialen Beziehungen. Deshalb muss das Umfeld auf die Bedürfnisse der Kranken ausgerichtet werden.

Ziel der Milieutherapie ist es, Alltags- und Freizeitaktivitäten zu fördern. Es wird versucht, eine einfühlsame und würdevolle Beziehung zwischen den Pflegenden und dem Kranken aufzubauen und ihn so weit wie möglich in das Familienleben einzubinden. Dabei hilft eine überschaubare und stressfreie Umgebung, die aber zugleich auch angenehme sinnliche Reize und Beschäftigungsmöglichkeiten bieten soll. Therapeuten empfehlen zudem einen beispielsweise durch feste Zeiten für Mahlzeiten, Aktivitäten und Ruhephasen konsequent strukturierten Tagesablauf, an dem der Kranke sich orientieren kann. Auch die demenzgerechte Gestaltung der Wohnung gehört mit zum Therapiekonzept.

Der einfühlende Umgang, ausreichend soziale Kontakte und ein übersichtlicher Tagesablauf in einer auf die Bedürfnisse demenzkranker Menschen zugeschnittenen Umgebung sorgen für Sicherheit und Wohlbefinden.

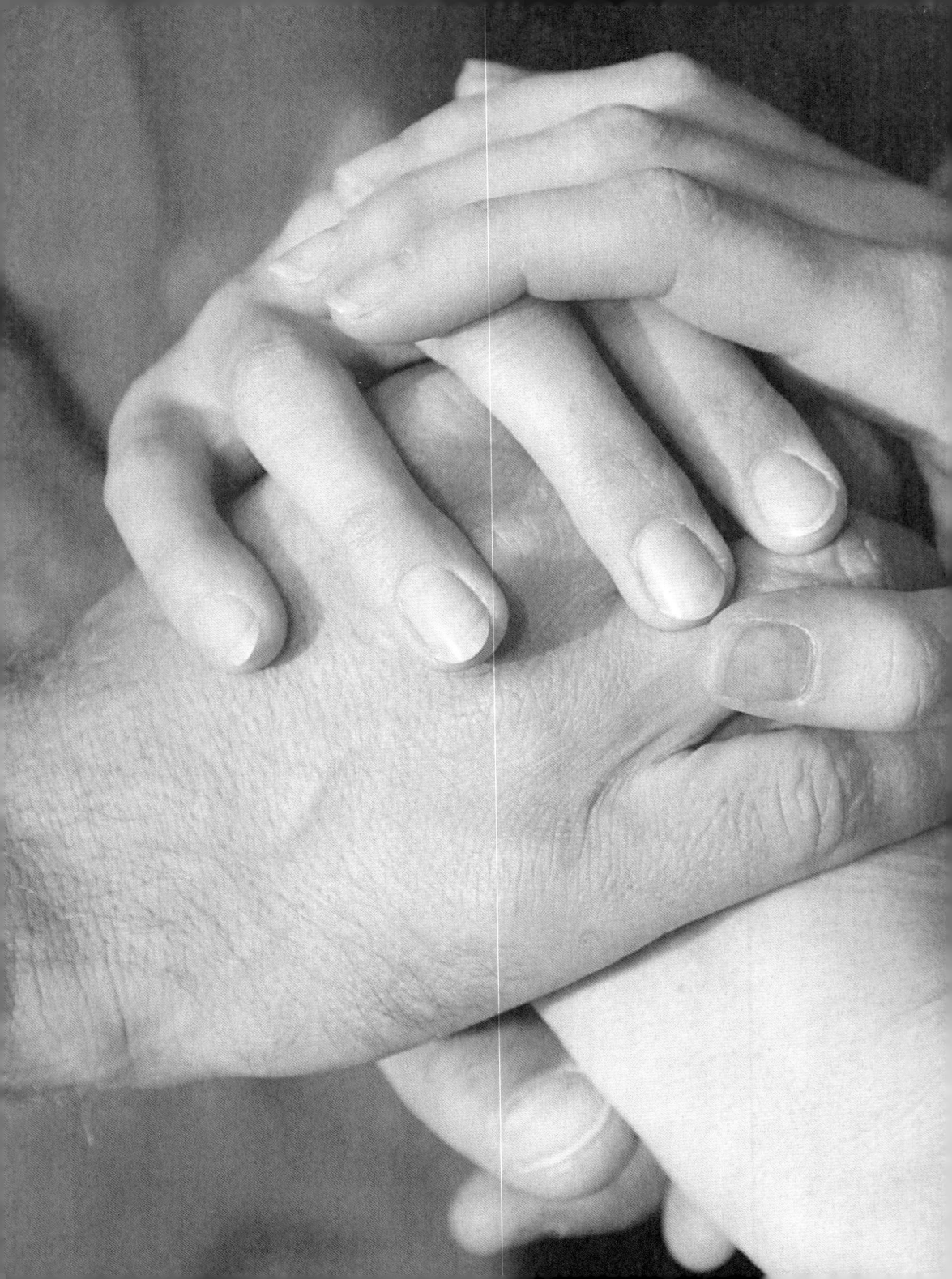

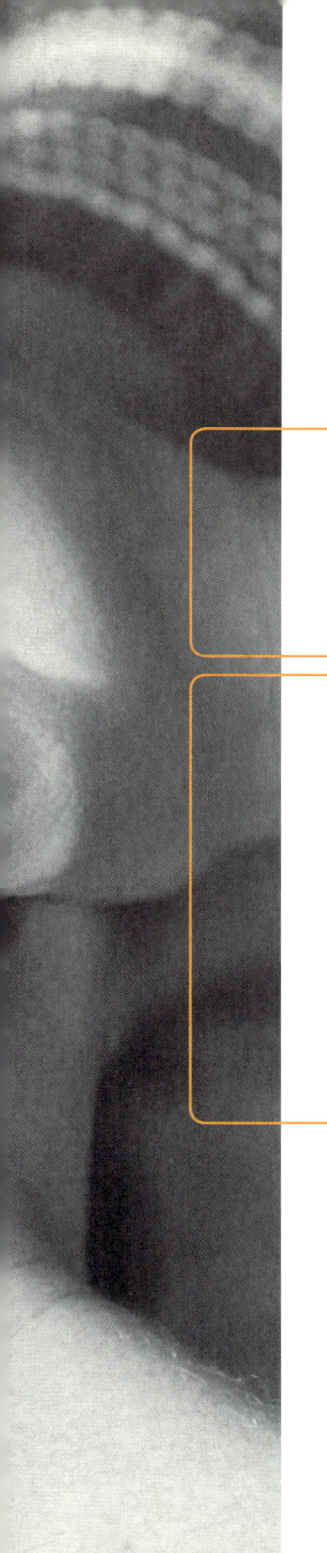

Die drei Stadien des Vergessens: Wie eine Demenz verläuft

Hilflos in einer fremden Welt – niemand vermag wirklich zu sagen, wie es in einem demenzkranken Menschen aussieht. Denn nur während der ersten Phase ihrer Krankheit können die Betroffenen sich noch mitteilen. Später müssen die Angehörigen dann erspüren, wie es dem Kranken geht, was er braucht und was ihm guttut. Für die betreuende Person heißt das, sich in die Welt des Kranken zu begeben, um ihn zu verstehen und mit ihm in Kontakt zu bleiben. Das fällt nicht immer leicht.

> Wie eine Demenz verläuft

Die drei Verlaufsstufen einer Demenzerkrankung

Wenn die Betroffenen von ihrer Krankheit erfahren, läuft der Krankheitsprozess im Körper in der Regel bereits über viele Jahre. Wie sich die letzte Wegstrecke – vom Bemerken der ersten Gedächtnisstörungen bis zur allumfassenden Pflegebedürftigkeit – gestaltet, hängt von der Krankheitsursache, dem Alter, den persönlichen Lebensumständen, der geistigen und körperlichen Verfassung sowie von vielen weiteren persönlichen Faktoren ab. Wer grundsätzlich bei guter Gesundheit ist, von seinem Partner oder seinen Kindern liebevoll unterstützt wird und im Laufe seines Lebens viel »Kopfarbeit« geleistet hat, bleibt möglicherweise länger »unauffällig« als Menschen, die allein leben und unter chronischen Krankheiten wie Altersdiabetes oder Übergewicht leiden. Dennoch verläuft eine Demenzerkrankung nach einem bestimmten Muster. Vom Einsetzen der ersten Symptome an teilt man den Verlauf einer Demenz in ein frühes, mittleres und spätes Stadium ein. Jedes Stadium dauert durchschnittlich drei Jahre. Als Faustregel aber gilt: Die Krankheit verläuft umso rascher, je früher im Leben sie auftritt.

Vergesslichkeit – frühe Krankheitsphase

Am Anfang machen sich Störungen des Kurzzeitgedächtnisses, der Orientierung und der Wortfindung bemerkbar. Die Betroffenen erinnern sich nur bruchstückhaft an kurze Zeit zurückliegende Ereignisse, verlegen häufig Gegenstände und suchen danach oder sie vergessen den Herd abzuschalten. Sich in fremder Umgebung zurechtzufinden fällt ihnen zunehmend schwer, beispielsweise beim Autofahren. Ein

Teil der Betroffenen hat Probleme, sich auf Gespräche zu konzentrieren, in der Unterhaltung fällt plötzlich das passende Wort nicht mehr ein. Häufig benutzen sie stattdessen Füllwörter wie »Dings« oder unpassende Redewendungen.

Die Fähigkeit, Urteile zu fällen, Entscheidungen zu treffen und Probleme zu lösen, ist eingeschränkt. Bei vielen lässt sich auch ein Nachlassen des Antriebs und der Eigenaktivität beobachten, bei anderen zunehmende Reizbarkeit und Stimmungsschwankungen. Die Erkrankten bewältigen ihren Alltag oft noch weitgehend selbstständig. Bei anspruchsvolleren Aufgaben wie beispielsweise eine Reise zu planen, einen Vertrag abzuschließen oder Geldangelegenheiten zu regeln, benötigen sie jedoch Hilfe und Unterstützung. In diesem Stadium nehmen die Betroffenen ihre Gedächtnisprobleme sehr bewusst wahr und sind darüber sehr unglücklich. Meist fühlen sie sich verunsichert, beschämt und deprimiert. Daher ist es verständlich, dass sie Fehler zu verschleiern versuchen und Ausreden gebrauchen, um nicht bloßgestellt zu werden. Damit ihr Fehlverhalten nicht auffällt, ziehen sie sich von Freunden und Bekannten zurück und meiden allgemein den Umgang mit anderen Menschen. Einigen gelingt es, die eigenen Defizite noch eine Weile zu überspielen oder mit Hilfsmitteln wie Notizen und Merkzetteln auszugleichen.

> Zu Beginn einer Demenz stehen Vergesslichkeit, Orientierungsschwierigkeiten und Wortfindungsstörungen im Vordergrund. Den Alltag bewältigen die Betroffenen meist noch allein.

Hilfe in der ersten Krankheitsphase

Orientierung erleichtern, geistige Anregung bieten Je mehr ein Mensch über Kompensationsmechanismen verfügt und geistig beweglich ist, umso länger kann er ohne fremde Hilfe leben. Deshalb ist es sinnvoll, den Erkrankten beim Schaffen von Hilfssystemen und Kompensation zu unterstützen. So können Uhren, Kalender oder Türbezeichnungen die Orientierung erleichtern. Die Zettelwirtschaft

Wie eine Demenz verläuft

lässt sich durch ein Heft ablösen, in das alles Wichtige eingetragen wird. Um ihm den Umgang mit Geld zu erleichtern, sollte der Kranke nur kleine Beträge bei sich haben. Möglicherweise lässt sich mit Geschäften in der näheren Umgebung eine Übereinkunft erzielen, dass Waren auch später bezahlt werden können. Alle regelmäßigen Zahlungen sollten über Einzugsverfahren abgewickelt werden.

Ebenso wichtig ist es, Betroffene zur Teilhabe am Leben und zu geistiger Aktivität anzuregen. Letztere sollte dabei nicht als verbissenes Gedächtnistraining versucht werden, denn Aufgaben, die der Kranke nicht mehr bewältigen kann, führen ihm einmal mehr seine Defizite vor Augen.

Beschuldigungen nicht persönlich nehmen Weil die Kranken ihre Fehler nicht eingestehen, sondern im Gegenteil andere dafür verantwortlich machen, reagieren die Angehörigen in der Regel erst einmal sehr verärgert. Ihnen ist meist nicht klar, dass das veränderte Verhalten krankheitsbedingt ist. Dabei handelt es sich hierbei weniger um bewusste Lügen als um unbewusste Abwehrmechanismen.

Verlust des Selbst – mittlere Krankheitsphase

Im mittleren Stadium fällt es den Erkrankten immer schwerer, den Alltag selbstständig zu bewältigen. Selbst einfache Handlungsabläufe können sie nicht mehr nachvollziehen. Es gelingt ihnen beispielsweise nicht mehr, sich allein anzuziehen, auch können sie sich nicht mehr vorstellen, wie man sich die Zähne putzt. Fachleute sprechen dann von Apraxie. Zudem erkennen die Erkrankten die Bedeutung von Dingen nicht mehr, das heißt, sie leiden zunehmend an Agnosie. Sie sehen beispielsweise einen Waschlappen, denken, es sei ein Wäschestück, und waschen ihn. Oder sie wissen mit einem Gegenstand wie etwa einer Gabel nichts anzufangen. Wird die Handlungsroutine »Essen« in Gang gesetzt, funktioniert das Körpergedächtnis oft noch recht gut und die Kranken essen selbstständig mit Messer und Gabel.

Die Verständigung fällt zunehmend schwerer, denn die Betroffenen fassen außer einfachen und kurzen Mitteilungen nicht mehr auf, was man ihnen sagt. Auch die Fähigkeit sich auszudrücken schwindet. Die Sprache geht über in Kurzsätze, dann in einzelne Wörter bis hin zu Lallen oder schließlich völligem Verstummen.

Im Verlauf der Krankheit löst sich die innere Struktur immer weiter auf. Die Betroffenen verlieren die zeitliche, örtliche wie auch persönliche Orientierung. Tageszeit und Datum werden durcheinander gebracht und sie verlaufen sich außerhalb der eigenen Wohnung. Die Erinnerung an lange zurückliegende Ereignisse verblasst. Die Kranken wissen dann nicht mehr, mit wem sie verheiratet sind oder welchen Beruf sie ausgeübt haben, wie ihre Kinder heißen oder wie alt sie sind. Angehörige und sogar das eigene Spiegelbild werden nicht mehr erkannt.

> **Der zunehmende Verlust geistiger Fähigkeiten und eine eingeschränkte Selbstständigkeit kennzeichnen die mittlere Krankheitsphase. Die Betroffenen können zunehmend weniger alltägliche Handlungsabläufe durchführen (Apraxie). Auch erkennen sie die Bedeutung von Dingen nicht mehr (Agnosie). Fortschreitender Sprachverlust, zeitliche wie örtliche Desorientierung und Verhaltensstörungen stehen im Vordergrund. Die innere Struktur löst sich langsam auf.**

Um den letzten Rest ihrer Identität nicht zu verlieren, klammern sich die Kranken verzweifelt an das noch funktionierende Altgedächtnis. Sie sind dann subjektiv wieder jung und erleben Situationen aus ihrer Vergangenheit so, als wäre es heute. So glauben sie beispielsweise wieder zur Schule zu gehen und wollen ihre Eltern besuchen.

> **Das Gedächtnis zerfällt. Der Erkrankte schreitet in seiner Biografie immer weiter zurück und glaubt wieder jung zu sein. Situationen aus seiner Vergangenheit erlebt er, als passierten sie heute.**

Hinzu treten ausgeprägte Verhaltensänderungen, die für Angehörige besonders belastend sind. Die Demenzkranken reagieren auf den zunehmenden Verlust ihrer Fähigkeiten mit extremer Angst, Unruhe und Aggressivität. Am häufigsten ist hochgradige Unruhe, die Betroffenen gehen rastlos auf und ab oder laufen ihren Bezugspersonen hinterher. Aggressive Reaktionen treten besonders dann auf, wenn der Kranke sich überfordert oder in seiner Autonomie verletzt oder gekränkt fühlt, etwa beim Waschen, Anziehen oder beim Toilettengang. Auch Sinnestäuschungen kommen vor, nicht vorhandene Personen werden fantasiert, Gegenstände bekommen eine andere Bedeutung.

Hilfestellung in der zweiten Krankheitsphase

Logisches Argumentieren hat keinen Sinn Im mittleren Stadium der Demenz sind verbale Erklärungen nicht mehr sinnvoll, wenn sie nicht verstanden werden. Besser ist es, Dinge mit dem Erkrankten gemeinsam zu tun oder sie ihm vorzumachen. Dadurch können Handlungsroutinen wie essen oder sich waschen angestoßen und selbstständig weitergeführt werden.

Identität des Kranken stärken Auch wenn die Kranken Wünsche, Vorlieben oder Abneigung nicht mehr äußern können, bleibt die Fähigkeit zur nonverbalen Kommunikation noch lange erhalten. Für sie ist es eine große Bestätigung und Hilfe, wenn Angehörige oder Betreuer verstandene Botschaften aufgreifen und aussprechen. Hierbei sollte besonders auf Mimik und Körpersprache geachtet werden.

Den Realitätsverlust akzeptieren Demenzkranke leben in ihrer eigenen Welt. Es ist weder möglich noch sinnvoll, sie in unsere Realität zurückzuholen. Betreuende sollten sich stattdessen in deren Realität begeben und sie dort aufsuchen. Das ist für Angehörige besonders dann sehr schwierig, wenn sie nicht mehr erkannt werden. Gelingt es ihnen aber, diesen Realitätsverlust beim Kranken zu akzeptieren, haben sie einen wichtigen Teil zu ihrer eigenen Bewältigung der Krankheitssituation geleistet.

Verhaltensschwankungen nicht persönlich nehmen In der zweiten Phase der Krankheit treten bei den Betroffenen starke Leistungsschwankungen auf. Das liegt daran, dass sie ihre Beeinträchtigung immer weniger ausgleichen können. Schon die kleinste körperliche Störung wie etwa ein Schnupfen kann sie aus der Bahn werfen und einen erheblichen Leistungsabfall bewirken. Die Verhaltensschwankungen werden von Angehörigen fälschlicherweise häufig als Zeichen dafür interpretiert, dass der Kranke ja noch könnte, wenn er nur wollte. Deshalb ist es wichtig zu erkennen, dass er nicht aus Absicht oder gar bösem Willen handelt, sich sein Verhalten nicht gegen den Angehörigen richtet.

Pflegebedürftigkeit – dritte Krankheitsphase

Im späten Stadium sind die Betroffenen bei allen Verrichtungen des täglichen Lebens auf Unterstützung angewiesen. Die Schäden im Gehirn sind mittlerweile so weit fortgeschritten, dass auch Körperfunktionen nicht mehr kontrolliert werden können. Die Kranken können zum Beispiel nicht mehr gehen, stürzen häufig und werden bettlägerig. Schluckstörungen und Krampfanfälle können auftreten, die Erkrankten verlieren vollständig die Kontrolle über Darm und Blase und werden immer anfälliger für Infektionen. Häufigste Todesursache bei Demenzkranken ist eine Lungenentzündung. In dieser Krankheitsphase müssen die Angehörigen oft sehr schwierige Entscheidungen für ihre Kranken treffen, die sich bei zusätzlich akut auftretenden Krankheiten beispielsweise auf schmerzhafte und belastende Therapien beziehen, insgesamt auf lebensverlängernde Maßnahmen oder künstliche Ernährung.

Weil die Körperfunktionen nicht mehr beherrscht werden können, werden die Betroffenen immer abhängiger von ihren Pflegenden.

Einen Demenzkranken im Spätstadium zu pflegen ist für die Angehörigen körperlich und seelisch äußerst anstrengend. Sind die Grenzen der eigenen Kraft erreicht, bleibt ihnen oft nichts anderes mehr übrig, als ihren Angehörigen in die fachkundigen Hände professioneller Pfleger zu geben.

Wie eine Demenz verläuft

Hilfestellung in der dritten Krankheitsphase

Körperkontakt ersetzt das Gespräch Auch wenn die Erkrankten in diesem Stadium häufig teilnahmslos wirken und nicht mehr sprechen, nehmen sie die eigenen Gefühle noch wahr und drücken sie beispielsweise durch Körperhaltung und Mimik aus. Auch spüren sie, wenn jemand bei ihnen ist, ihre Hand hält, sie streichelt und sie in den Arm nimmt. Durch Körpersprache und Körperkontakt lässt sich so das fehlende Gespräch ersetzen.

Erfahrungen und Sorgen austauschen Einen Demenzkranken zu pflegen stellt für viele Angehörige eine absolute Überforderung dar. Auch müssen sie in der späten Krankheitsphase oft sehr schwierige Entscheidungen für ihre Kranken treffen, die etwa schmerzhafte und belastende Therapien, lebensverlängernde Maßnahmen und künstliche Ernährung betreffen. Deshalb kann für sie der Austausch mit anderen pflegenden Angehörigen hilfreich und entlastend sein.

»Am Ende bist du nur noch die Haushaltshilfe«

Margareta K., 75 Jahre, pflegte ihren alzheimerkranken Mann bis zu seinem Tod.

Im Jahr 1995 hatte mein Mann einen leichten Schlaganfall. Unser Hausarzt war damals der Meinung, den hätte er ganz gut überstanden. Also ist er weiterhin Auto gefahren. Etwa drei Jahre später merkte ich, dass er sich im Straßenverkehr immer schlechter zurechtfand. »Wo müssen wir denn abbiegen?«, hat er immer häufiger gefragt. Das hat mich stutzig gemacht. Mein Mann hat damals noch nicht geahnt, dass dies die ersten Zeichen einer Demenz waren. Er wusste aber, dass er sich untersuchen lassen muss. Der Neurologe hat ihn dann gründlich durchgecheckt und eine Alzheimerdemenz festgestellt.

Unsere letzte Urlaubsreise mit dem Auto ging nach Meran. Das war noch vor der Diagnose. Ich hatte mir vorsichtshalber die Route notiert. Nachdem wir glücklich in der Tiefgarage des Hotels angekommen waren, wollte mein Mann das Auto nicht mehr anrühren. Also habe ich mit meiner Tochter telefoniert und sie gefragt: »Was sollen wir machen? Mit dem Zug zurückfahren?« Sie hat geantwortet: »Mach dir keine Gedanken, Mama. Wenn er merkt, es geht nach Hause, wird er sich schon wieder ans Steuer setzen.« So kam es dann auch. Allerdings sollte es unsere letzte längere Autofahrt werden.

»Dass das Auto weg war, konnte er nicht fassen«
Als ich das Auto verkauft habe, konnte mein Mann es nicht fassen. Noch Wochen später ist er vor der Garage stehen geblieben und hat gesagt: »Da muss doch unser Auto drin sein.« Die Garage war mittlerweile an ein Beerdigungsinstitut vermietet worden. Eines Tages stand mein Mann fassungslos vor dem offenen Tor: »Guck mal, da sind ja jetzt Särge drin.« Und da habe ich ihm gesagt, dass er jetzt nicht mehr fahren darf. Das müsse er einsehen.
Danach sind wir noch lange mit dem Bus in den Urlaub gefahren. Gemeinsam haben wir Rom, Pompeji und viele weitere Städte besucht. Das alles, glaube ich, hat ihm noch sehr viel Spaß gemacht. Das war Mitte der Neunzigerjahre. Damals ging es ihm körperlich noch ganz gut. Allerdings musste ich aufpassen, dass er sich nicht in den falschen Bus setzte.
Unsere letzte Reise ging nach Berlin. Das war 2001. Damals hat er sich schon nicht mehr für seine Umgebung interessiert. Vorher war das ganz anders. Sobald er etwas Neues sah – etwa den Eiffelturm in Paris oder den Trevibrunnen in Rom – war er total begeistert. Das war so etwas Schönes für ihn. Heute bin ich froh darüber, dass wir all die Reisen noch gemeinsam unternommen haben.

»Den Weg zurück zur Wohnung hat er nicht mehr gefunden«

Weil mein Mann immer gern unter Menschen war, habe ich ihn bei einer Tagespflege angemeldet. Die hat er anfangs dreimal die Woche besucht. Allerdings ist er von dort immer wieder weggelaufen. Einmal war er acht Stunden lang unterwegs. Seine Schuhsohlen waren anschließend völlig durchgelaufen. Gemeinsam mit den Nachbarn habe ich eine Suchaktion gestartet. Meistens haben wir ihn dann in einer der umliegenden Straßen aufgelesen. Er muss die überwiegende Zeit in unserem Viertel herumgeirrt sein, den Weg zurück zur Wohnung aber hat er nie gefunden. Ich bin jedes Mal fast verrückt geworden vor Sorge. Auch das Pflegepersonal im Tageszentrum war immer völlig aufgelöst. Deshalb habe ich ihn dann erst einmal eine Zeit lang zu Hause behalten. Aber daheim hat es ihm nicht gefallen. Er wollte Leben um sich haben. Das ist eigentlich eher untypisch für Demenzkranke. Viele ziehen sich ganz zurück. Mein Mann nicht. Im Gegenteil, er hat sich immer gefreut, wenn Besuch da war. Besonders dann, wenn unser Enkel vorbeischaute. Die beiden haben dann die Köpfe zusammengesteckt und waren ein Herz und eine Seele. Weil mein Mann zunehmend vergesslicher wurde, hat unser Enkel immer mit ihm geübt, ihn beispielsweise dazu aufgefordert, seinen Namen zu schreiben. Mein Mann hat dann ganz unsinnige Sachen hingeschrieben, über die der Junge herzlich lachen musste.

»Nicht mehr an den Fernsehapparat zu dürfen hat ihn wütend gemacht«

Von anderen pflegenden Angehörigen hatte ich erfahren, dass Demenzkranke manchmal sehr bösartig werden können. Davor hatte ich immer Angst gehabt. Mein Mann aber blieb nett und freundlich bis zum Schluss. Nur als ich ihn nicht mehr an den Videorekorder oder das Tonbandgerät lassen wollte, ist er böse geworden. Anfangs habe ich ihn noch gewähren lassen. Er hat dann am Fernseher alle Sender verstellt, bis am Ende gar nichts mehr ging. Zum Glück habe ich einen Nachbarn, der sich mit technischen Geräten gut auskennt. Er hat den Fernseher wieder richtig eingestellt. Später habe ich meinem Mann verboten, an die Geräte zu gehen. Da ist er fuchsteufelswild geworden. Also habe ich an unserem Radio kurzerhand alle Kabel entfernt und ihn die Knöpfe drehen lassen. Damit war er zufrieden. Dass kein Ton mehr herauskam, hat ihn nicht weiter gestört.

»Das ganze Bett mit Kot beschmiert«
Weil mein Mann so ein friedlicher Mensch war, hatte ich kaum Last mit ihm. Nur mit der Inkontinenz, das war ganz schlimm. Manchmal zog er sich seine Hosen aus und beschmierte das ganze Bett mit Kot. Das hat mich oft an den Rand der Verzweiflung gebracht, und einige Male bin ich sehr wütend geworden. Wenn ich mit ihm schimpfte, hat er mich ganz betroffen angeschaut und nicht verstanden, was ich von ihm wollte. Da habe ich es gelassen, weil ich wusste, es hat sowieso keinen Sinn. Er begreift ja nicht mehr. So habe ich wieder angefangen die Bettwäsche abzuziehen und zu waschen. Die Nachbarn haben sich immer gewundert, dass jeden Tag die Waschmaschine lief – manchmal sogar zweimal. Den Geruch habe ich am Ende kaum noch aus der Wohnung bekommen.

Das eine oder andere Malheur passierte natürlich auch in der Tagespflege: Mehrmals wurde ich angerufen und gebeten, frische Hosen vorbeizubringen. Hätte mein Mann schon früher geahnt, was da auf ihn zukommen würde, dass fremde Menschen ihn später einmal abwaschen müssten, er wäre wohl vor Scham im Boden versunken. Dieses Schamgefühl war zum Schluss völlig weg.

Tagespflege und Windeln haben natürlich eine Stange Geld gekostet. Weil meine Finanzen am Ende fast aufgezehrt waren, habe ich

Pflegestufe drei beantragt. Dafür besuchte uns eine Mitarbeiterin des Medizinischen Dienstes. Sie hat meinen Mann gefragt, was er denn tagsüber so mache. Er singe, tue dieses und jenes …, hat er geantwortet. Danach hat sie ihn aufgefordert: »Und jetzt zeigen Sie mir doch mal, wo Sie schlafen.« Mein Mann hat gelächelt, ist ans Fenster getreten, hat hinausgeschaut und gesagt: »Tja, gestern war es noch da …« Er hat mit der Frage nichts mehr anzufangen gewusst.

»Für ihn war ich lediglich die spanische Putzfrau«

Mich mit meinem Mann zu verständigen wurde im Laufe seiner Krankheit immer schwieriger. Wenn ich ihn etwas fragte, hat er zwar immer gelächelt und »Ja, ja …« gesagt. Wie viel er aber tatsächlich noch begriffen hat, war für mich nicht ersichtlich. Auch Namen hat er immer weniger gewusst. Den unseres Enkels allerdings konnte er sich bis zuletzt merken. Alle anderen hatte er damals schon längst vergessen. Selbst mich hat er nicht mehr erkannt. Er hat nach dem jungen Mädchen gesucht, das er einst geheiratet hatte. Als er dann für einige Zeit ins Krankenhaus musste und ich ihn besuchte, fragte eine Schwester ihn: »Na, wer besucht Sie denn da?« »Die spanische Putzfrau«, hat mein Mann da geantwortet. Das war für mich sehr schmerzlich. Aber was hätte ich tun können? Sie können es einem Demenzkranken ja nicht mehr erklären. Zwar hatte mich eine Cousine, deren Mann ebenfalls dement war, bereits vorgewarnt: »Pass auf, am Ende bist du nur noch die Haushaltshilfe.« Ich habe es mir damals aber einfach nicht vorstellen können.

Im Krankenhaus hat er all seine Sachen verschenkt. Als ich ihn kurz nach seiner Operation besuchte, lief er – nur mit einem OP-Hemdchen bekleidet – schon wieder herum, und ich habe noch gedacht: »Warum schaut denn keiner nach ihm?« Dafür sei keine

Zeit, hieß es. »Wo ist denn dein Morgenrock?«, habe ich meinen Mann gefragt. Den Bademantel hatte er verschenkt, die Hausschuhe ebenfalls, es war alles weg. »Keine Sorge, das findet sich schon alles wieder«, versuchte einer der Pfleger mich zu beschwichtigen. Als ich endlich mit dem Arzt sprechen konnte, habe ich erfahren, dass mein Mann einen Tumor in der Leber habe und es nun wohl nicht mehr lange dauern werde mit ihm.

»Der körperliche Verfall kam schneller als der geistige«
Von da an ging es meinem Mann auch körperlich immer schlechter. Er wurde zusehends dünner, bis er schließlich nur noch 38 Kilo gewogen hat. Für einen Erwachsenen viel zu wenig. Wenn ich ihm Essen gegeben habe, hat er anfangs noch gegessen. Zwar nicht mehr viel, aber normales Essen ging noch. Als dann die Schluckbeschwerden einsetzten, musste ich ihm eine Nährlösung geben. Den Beutel mit der Lösung habe ich an einer Stehlampe neben seinem Bett aufgehängt. »Was soll denn das?«, hat er beim ersten Mal gefragt. »Du schluckst ja nicht mehr runter«, habe ich erklärt. »Doch, doch, ich mach das schon!« Er wollte eben immer behilflich sein, dabei hat er gar nicht mehr erfasst, worum es eigentlich ging. Zum Schluss kam dann noch eine Lungenentzündung hinzu. Daran ist er gestorben. Der körperliche Verfall war schneller als der geistige.

Auch wenn er sich im Laufe der Krankheit verändert hat, war er doch immer noch mein Mann. Wenn ich abends ins Bett kam, hat er gesagt: »Da bist du ja.« Dann hat er meine Hand genommen und ist eingeschlafen. Und dieses Gefühl habe ich heute noch. Meine Tochter hat mir zwar ein neues Bett gekauft, aber seine Hand spüre ich noch immer. So viele Jahre lassen sich nicht so einfach wegwischen. Mein Mann ist 78 Jahre alt geworden. Obwohl er mir so viel Arbeit gemacht hat, hätte ich ihn gern wieder zurück.«

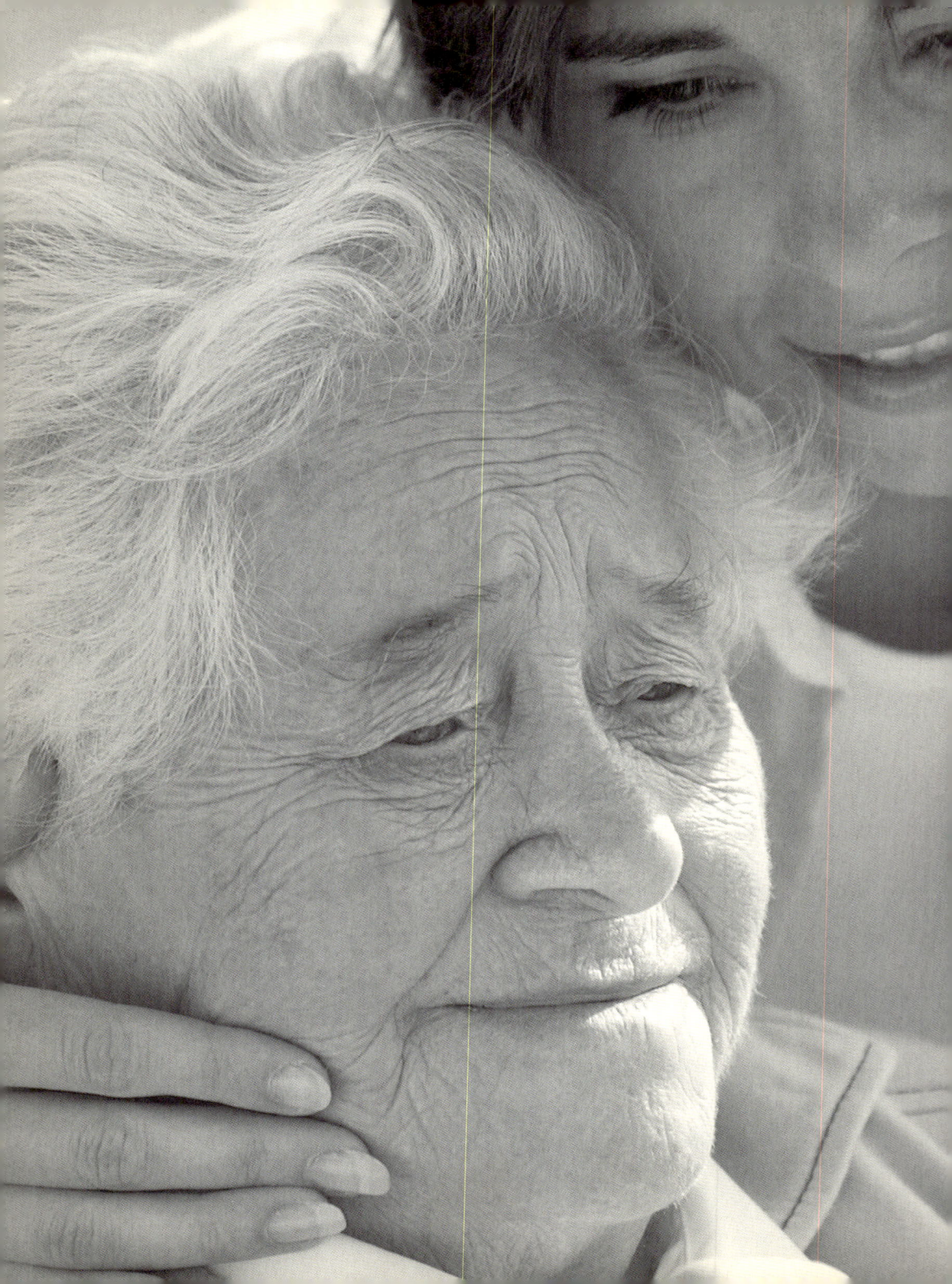

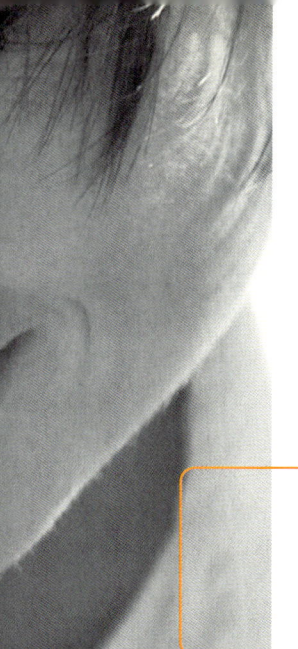

Das Leben mit Demenz planen

Die meisten demenzkranken Menschen werden zu Hause von nahen Angehörigen – Ehepartnern, Geschwistern, Kindern oder Enkeln – betreut. In ihren Händen liegen Schicksal und Wohlergehen der Kranken. Sie übernehmen mit der Pflege eine zeitintensive und verantwortungsvolle Aufgabe, die zuweilen die körperlichen und psychischen Kräfte übersteigen kann. Um ihr dennoch gewachsen zu sein, ist es für Pflegende wichtig, sich gründlich über die Krankheit zu informieren und zu wissen, wo sie Rat und Hilfe finden und auf welche Entlastungsangebote sie zurückgreifen können. Auch müssen pflegende Angehörige lernen, über der Sorge um den Kranken die eigenen Grenzen nicht aus dem Blick zu verlieren.

Demenzkranke betreuen – eine verantwortungsvolle und schwierige Aufgabe

Zwei Drittel der Demenzkranken in Deutschland werden zu Hause von nahen Angehörigen betreut, die damit eine verantwortungsvolle und schwere Aufgabe übernehmen. Denn einen dementen Menschen zu pflegen erfordert sehr viel Kraft, Einfühlungsvermögen und Verständnis. Die Angehörigen müssen nicht nur das Wissen um eine schwere, unheilbare Krankheit eines geliebten Menschen verkraften, sondern auch Entscheidungen hinsichtlich zukünftiger Versorgung und Pflege des betroffenen Familienmitglieds treffen. Die Organisation des Alltags muss auf die besonderen Bedürfnisse des Erkrankten abgestimmt werden. Auch müssen Angehörige damit rechnen, mitunter physisch wie psychisch an ihre Grenzen zu stoßen.

Die Pflege eines demenzkranken Menschen ist für die Angehörigen mit erheblichen Belastungen verbunden. Betreuung und Pflege erfordern ein hohes Maß an Verständnis, Einfühlungsvermögen und Kraft. Zu den seelischen und körperlichen Belastungen treten oft noch finanzielle Sorgen hinzu.

Was kommt auf den Betreuer zu?

Einen Demenzkranken zu pflegen ist eine umfassende und schwierige Aufgabe. Die Krankheit wird voraussichtlich über eine lange Zeitspanne hinweg verlaufen und der Hilfebedarf des Kranken wird steigen und damit auch der Pflegeaufwand. Mit Fortschreiten der Demenz wird die Betreuung anstrengender und anspruchsvoller. Der Kranke wird zunehmend hilfsbedürftig, was die seelischen und körperlichen (und oft auch die finanziellen) Kräfte der Betreuer fordert. Die Pflege bedeutet in den späten Stadien einen 24-Stunden-Job, sie-

Wichtig ist es, so viel wie möglich über die Krankheit zu lernen, damit Sie als pflegende Angehörige wissen, was auf Sie zukommt. Sie sollten keine Zeit und Energie mit dem Versuch verschwenden, Unabwendbares ändern zu wollen.

ben Tage die Woche, 52 Wochen im Jahr. Nach der Diagnosestellung leben die Kranken im Durchschnitt noch etwa sieben Jahre.

Die Nachricht, dass der Partner, Vater oder Mutter an Demenz erkrankt ist, stellt den Angehörigen zunächst vor ein scheinbar unüberwindbares Problem. Doch je mehr er über die Krankheit lernt und weiß, welche Hilfsmittel für die Pflege zur Verfügung stehen, umso besser ist er in der Lage, diese Aufgabe zu meistern.

Informationen sind wichtig

Die Entscheidung, Betreuung und Pflege eines Demenzkranken zu übernehmen, sollte man keinesfalls unvorbereitet treffen. Der Umgang mit Verhaltensänderungen wie Depressionen oder zunehmende Aggressivität fällt oft leichter, wenn Sie als Angehöriger frühzeitig und gründlich über das Krankheitsbild informiert sind. Daher sollten Sie sich zunächst ein möglichst umfassendes Wissen über die Krankheit und deren Verlauf aneignen.

Informationen helfen die Krankheit zu verstehen und können das Leben erleichtern.

Für Angehörige, die bereits so stark in die Betreuung eines Kranken eingebunden sind, dass sie weder Zeit noch Kraft finden, sich zu

Wo finde ich passende Beratungsstellen? — INFO

Eine Übersicht über Beratungs- und Anlaufstellen bietet die Deutsche Alzheimer Gesellschaft im Internet unter www.deutsche-alzheimer.de unter dem Stichwort »Beratung«. Sie können auch das Alzheimer-Telefon 01803 –171017 (9 Cent pro Minute) nutzen. Ferner können Sie sich über Adressen in Ihrer Region bei Gesundheitsämtern, Sozialbehörden, Kranken- und Pflegekassen, Wohlfahrtsverbänden usw. informieren. Die Amtsgerichte (Abteilung Vormundschaftsgericht) beraten bei Fragen zur rechtlichen Bertreuung.

Das Leben mit Demenz planen

informieren, kann es ratsam sein, Kontakt mit einer der Beratungsstellen aufzunehmen. Sie bieten neben telefonischer Beratung auch persönliche Einzelgespräche sowie Gespräche mit der ganzen Familie an. Personell entsprechend gut ausgestattete Beratungsstellen können auf Wunsch Hausbesuche machen und beispielsweise bei den Einstufungsbesuchen durch Gutachter des Medizinischen Dienstes dabei sein. Manche bieten darüber hinaus auch Gesprächsgruppen für Angehörige, spezielle Angehörigenschulungen und Betreuungsgruppen für Demenzkranke an.

Die richtigen Entscheidungen treffen

»Niemals könnte ich meinen Mann in ein Pflegeheim geben.« Den Partner so lange wie möglich zu Hause zu pflegen erscheint vielen Angehörigen selbstverständlich. Schließlich hat man einen großen Teil des Lebens zusammen verbracht, ist gemeinsam durch Höhen und Tiefen gegangen. Den Erkrankten nun auf seiner letzten Wegstrecke allein zu lassen ist für viele deshalb undenkbar.

Den Erkrankten auf dem letzten Abschnitt seines Lebensweges zu begleiten scheint vielen selbstverständlich. Dennoch sollte sich jeder bewusst machen, welch schwere Aufgabe er auf sich nimmt, und sich fragen, ob und wie er sie bewältigen kann.

Viele Angehörige unterschätzen dabei die persönlichen Opfer und Einschränkungen, die mit der Übernahme der Pflege verbunden sind. So fühlten sich nach einer Umfrage rund 90 Prozent der Hauptpflegepersonen stark belastet. Besonders die Sorge um den Kranken, der Abbau der geistigen Fähigkeiten und der allmähliche und unaufhaltsame Verlust der vertrauten Persönlichkeit werden als traurig und bedrückend empfunden.

Hinzu kommt die hohe körperliche Beanspruchung durch praktische Pflegetätigkeiten (etwa bei Harn- und Stuhlinkontinenz des Demenzkranken) im späteren Krankheitsstadium und das ständige

Angebundensein an das häusliche Umfeld durch die »24-Stunden-Betreuung«.

Trotz extremer seelischer und körperlicher Belastungen kann die Pflege auch als positiv, befriedigend und gewinnbringend erlebt werden und beispielsweise das Gefühl vermitteln, etwas Sinnvolles zu tun. Oft bietet die Krankheit auch erstmals die Möglichkeit, etwas von dem zurückzugeben, was man selbst über Jahre erhalten hat: Liebe, Geborgenheit, Sicherheit, Vertrauen. All das braucht der Kranke nun besonders. Wer sich aber dazu entschließt, seinen demenzkranken Angehörigen zu betreuen, sollte nicht der Hoffnung verfallen, durch besonders aufopfernde Pflege eine schon lang ersehnte Zuwendung des Betroffenen zu erhalten.

> **Nach und nach heißt es für die Angehörigen Abschied nehmen von gemeinsamen Erinnerungen, den vertrauten Verhaltensweisen, dem Klang der Stimme, der Mimik und der Haltung, die für den vertrauten Menschen so kennzeichnend waren.**

Grundvoraussetzung für die Übernahme der Pflege

Grundbedingung für das Übernehmen der Pflege ist, dass sowohl Kranke als auch Angehörige das so wollen und eine gute Beziehung haben. Ferner sollten die Pflegenden gesund und gut bei Kräften sein. Die Entscheidung zur Pflege setzt zudem die Bereitschaft voraus, das eigene Leben umzugestalten, den Haushalt neu zu organisieren, sich durch professionelle und ehrenamtliche Helfer unterstützen zu lassen, Wissen über die Krankheit zu erwerben und sich unter Umständen beraten zu lassen (siehe dazu auch: »Wo finde ich passende Beratungsstellen« S. 95). Vor allem aber sollten sich pflegende Angehörige darüber im Klaren sein, dass einen demenzkranken Menschen zu betreuen eben auch bedeutet, die eigenen Interessen und sozialen Beziehungen in den Hintergrund zu schieben.

> **Einen demenzkranken Menschen zu betreuen bedeutet auch, die eigene Person in den Hintergrund zu stellen.**

»Lernen, Verantwortung abzugeben«

Dipl.-Sozialpädagogin Ulrike Gottron über die Motive pflegender Angehöriger

Frage Sie leiten eine Tagespflege mit Angehörigengruppe in Mainz. Aus welchen Motiven heraus entscheiden sich Angehörige dafür, ihren demenzkranken Partner, die Mutter oder den Vater zu pflegen?

Ulrike Gottron *Ein ganz starkes Motiv bei den meisten ist Liebe. Gerade Eheleute fühlen sich dem Partner in der Regel so intensiv verbunden, dass sie die schwere und verantwortungsvolle Aufgabe der Pflege oft ganz ohne fremde Hilfe auf sich nehmen. Manchmal spielen auch gesellschaftliche Erwartungen oder religiöse Gründe eine Rolle, denn schließlich beinhaltet ein Eheversprechen ja auch, bis zum Lebensende für den anderen da zu sein. Ein ebenfalls starkes Motiv ist Verantwortungsbewusstsein. »Ich bin es ihm schuldig«, sagen viele. Kinder von Demenzkranken handeln auch oft aus Dankbarkeit. »Jahrelang war unsere Mutter für uns da, nun sind wir an der Reihe«, höre ich häufig. Und manchmal spielen auch finanzielle Gründe eine Rolle.*

Frage Motive wie Verbundenheit, Verantwortungsbewusstsein und Dankbarkeit bergen aber auch Gefahren in sich.

Ulrike Gottron *Eine tiefe Verbundenheit zwischen dem Kranken und einem Angehörigen ist sicherlich eine gute Voraussetzung, um die Pflege über lange Zeit gut zu bewältigen. Allerdings fällt es gerade dann oft schwer zu akzeptieren, wie die Krankheit die Persönlichkeit eines Menschen verändert. Wenn der ehemals so fürsorgliche Ehemann plötzlich seine Frau anschreit oder die Mutter ihre Tochter nicht mehr erkennt, ist dies für die pflegende Person sehr belastend. Deshalb müssen Angehörige lernen, den Kranken so zu akzeptieren, wie er ist, und sein schwieriges, aggressives oder kränkendes Verhalten nicht persönlich zu nehmen, was wiederum fast unmöglich ist. Die Angehörigen fühlen sich dann oft überfordert und es kommt zu Spannungen zwischen ihnen und dem Demenzkranken.*

Frage Einen demenzkranken Angehörigen zu pflegen erfordert enorm viel an seelischer und körperlicher Kraft. Wie werden Pflegende mit diesen Belastungen fertig?

Lernen, Verantwortung abzugeben

INTERVIEW

Ulrike Gottron Es ist wichtig, über der Pflege die eigenen Grenzen nicht aus dem Blick zu verlieren. Das gelingt Kindern von demenzkranken Menschen oft besser als Ehepartnern. Weil die Kinder meistens noch »mitten im Leben« stehen, Beruf oder selbst Familie haben, sind sie viel stärker darauf angewiesen, auch Fremdhilfe in Anspruch zu nehmen. Bei Ehepartnern – und hier gerade bei den Frauen – ist die Gefahr viel größer, dass sie sich überfordern.

Frage Mit schwerwiegenden Konsequenzen auch für den Kranken …

Ulrike Gottron In der Tat, wir beobachten immer wieder, dass pflegende Angehörige ihre Kräfte überschätzen, zusammenbrechen und damit früher ausfallen als der Kranke selbst. Dabei können sie ihre Fürsorge auch dadurch zeigen, dass sie ihre Grenzen realistisch erkennen und rechtzeitig Hilfe suchen, um die Situation des Kranken so angenehm wie möglich zu gestalten. Dazu gehört dann auch die Einsicht, dass ein Demenzkranker in einer Pflegeeinrichtung – sei es nun in einer Tagespflege oder einem Heim – möglicherweise besser versorgt ist als zu Hause.

Frage Heißt das, dass es vielen Angehörigen schwer fällt, Verantwortung abzugeben?

Ulrike Gottron Ein Beispiel aus der Praxis: Ein Herr kam dreimal wöchentlich zu uns in die Tagespflege. Er machte durchaus den Eindruck, als fühle er sich sehr wohl. Doch eines Tages hat seine Frau ihn abgemeldet. Sie sagte, dass die Tagespflege für sie keine Entlastung sei, weil sie jede Minute an ihren Mann denken und sich Sorgen machen würde. Ein halbes Jahr später musste sie ihn ganz in ein Pflegeheim geben, weil sie mit ihren Kräften am Ende war. Viele meinen eben, dass niemand so gut mit dem Kranken umzugehen wisse wie sie selber. Dabei ist wichtig, möglichst früh auch schon andere – weitere Familienmitglieder oder professionelle Kräfte – in die Pflege miteinzubeziehen, damit der Kranke sich an sie gewöhnt. In einem späteren Stadium wird es ihm immer schwerer fallen, neue Pflegekonstellationen zu akzeptieren. Erschwerend kommt hinzu, dass sich die Angehörigen der Tragweite ihrer Entscheidung, die Pflege allein zu übernehmen, oft nicht bewusst sind. Viele unterschätzen den zunehmenden Aufwand und die – meist mehrjährige – Dauer der Pflege. Was viele Pflegende zudem erst noch verinnerlichen müssen: Rechtzeitig Hilfe zu suchen und anzunehmen ist eine Entlastung für **alle** Beteiligten.

Geteilte Verantwortung: die Pflege auf mehrere Schultern verteilen

Viele Konflikte und Belastungssituationen entstehen deswegen, weil die meisten Menschen – Betroffene wie auch Angehörige – sich nicht bewusst entschieden haben, wie sie das Leben mit Demenz gestalten wollen, und dann in schwierige Situationen einfach hineinschlittern. Um dem vorzubeugen, sollten Kranke und Angehörige bereits im frühen Stadium miteinander beraten, wie sie sich die nächsten Jahre vorstellen. Ein geeigneter Zeitpunkt, um die Weichen für die Zukunft zu stellen, ist die Zeit nach der Diagnose. Wenn bekannt ist, welche Krankheit sich hinter der Demenz verbirgt, lassen sich die voraussichtlichen Entwicklungen in den kommenden Jahren viel besser abschätzen. Dann kann etwa eine Familienkonferenz mit möglichst vielen Familienmitgliedern und nahestehenden Personen einberufen werden. Jeder sollte sich bereits vorher möglichst gründlich über die Krankheit informieren und überlegen, was er beitragen kann. Nicht selten ergeben sich in der Zusammenschau überraschende Perspektiven. Danach kann verbindlich festgelegt werden, wer zukünftig welche Aufgaben übernimmt. Da meistens ein Angehöriger die Hauptverantwortung für den Erkrankten trägt, ist es besonders wichtig, ihn zu entlasten. So kann überlegt werden, wer den Schriftverkehr mit Kranken- und Pflegekasse übernimmt, man kann regelmäßige Besuche vereinbaren, um dem Hauptpflegenden Freiräume zu verschaffen, oder im Fall eines Urlaubs eine Vertretung bestimmen. Auch sollte möglichst früh daran gedacht werden, professionelle Betreuungsangebote in die Pflege miteinzubeziehen. Da sich Hilfebedarf und Hilfskonstellationen im Laufe der Zeit voraussichtlich ändern werden, ist es sinnvoll, solche Treffen regelmäßig zu wiederholen.

> **Für Pflegende ist es wichtig, Hilfe von anderen Familienmitgliedern anzunehmen und nicht die ganze Last allein zu tragen. Die Aufteilung der Verantwortung lässt sich am besten bei einem Familientreffen besprechen. Auch ist es keine Schande, professionelle Hilfe in Anspruch zu nehmen.**

Soll der Erkrankte über die Diagnose aufgeklärt werden?

Grundsätzlich hat jeder Mensch das Recht, medizinische Diagnosen mitgeteilt zu bekommen, auch wenn sie schwer zu verkraften sind. Gerade im frühen Stadium kann der Kranke, Meinungen und Wünsche zu verschiedenen Aspekten der Versorgung äußern, so etwa, wer in die Pflege miteinbezogen werden soll; kann in einer Patientenverfügung über gewünschte und nicht gewünschte ärztliche Maßnahmen bestimmen, seine Vermögensverhältnisse regeln und Vorsorge in rechtlichen wie auch finanziellen Angelegenheiten treffen. Oft ist es sinnvoll, bei der Aufklärung schrittweise vorzugehen. Das heißt, man gibt dem Patienten einen Teil der Information in einer Form, die er verstehen und verkraften kann, und versucht anhand seiner Reaktionen einzuschätzen, ob er mehr wissen möchte.

Die eigenen Grenzen im Auge behalten

Viele Menschen merken nicht, dass die Pflege eines Demenzkranken ihre Kräfte überstrapaziert. Auch wissen sie nicht, dass ihre Gesundheit dadurch ernstlich gefährdet ist. Pflegende sollten sich deshalb grundsätzlich klar machen, dass ihre Energiereserven begrenzt sind. Wo diese Grenzen liegen, ist individuell verschieden. Manche Angehörige werden immer häufiger krank. Andere plagen nur noch düstere Gedanken, sie verlieren die Freude an Kleinigkeiten des Lebens und kapseln sich ständig mehr von ihrer Umwelt ab. Wieder andere machen ihrem Frust und ihrer Verzweiflung durch Aggressionen Luft. Wer aber konstant seine eigene Überforderung ignoriert, schadet nicht nur sich selbst, sondern auch dem Kranken.

> Über der Sorge um das Wohlbefinden eines Demenzkranken dürfen Angehörige die eigenen Grenzen nicht aus den Augen verlieren.

Das Leben mit Demenz planen

Wichtige Entscheidungen nach der Diagnose

Autofahren Weil Demenzpatienten ein erhöhtes Unfallrisiko haben, dürfen sie kein Fahrzeug lenken. Den Erkrankten davon abzubringen kann aber manchmal recht schwierig sein. Denn nicht mehr Auto fahren zu dürfen bedeutet für viele einen schmerzlichen Verlust von Eigenständigkeit und Freiheit. Manchmal hilft es dann, wenn der Hausarzt ein klärendes Gespräch mit dem Erkrankten führt. Es kann aber auch notwendig werden, die Autoschlüssel zu verstecken oder das Auto stillzulegen. Eine Fahrtauglichkeitsprüfung kann auf Kosten des Patienten beim TÜV beantragt werden.

Wichtig: Fährt ein Demenzpatient trotz Fahruntüchtigkeit weiter Auto, zahlt die KFZ-Haftpflichtversicherung im Schadensfall nicht.

Aufgeben des Berufs Die weitere Ausübung des Berufs ist meist nicht mehr möglich und stellt auch eine unnötige Belastung für den Erkrankten dar. Deshalb sollte bei Berufstätigen so rasch wie möglich über eine Berentung nachgedacht werden. Gerade wenn Ärzte, Busfahrer oder Lokomotivführer von einer Demenz betroffen sind, kann von ihnen unter Umständen Gefahr für andere Menschen ausgehen.

Versicherungen überprüfen Wenn für einen Demenzkranken keine gesetzliche Betreuung eingerichtet worden ist, empfiehlt die Deutsche Alzheimer Gesellschaft Betroffenen, eine Haftpflichtversicherung abzuschließen. Bei Neuabschluss, aber auch bei laufenden Verträgen sollte die Versicherung über die Demenzerkrankung informiert werden. Ferner sollte sich der Versicherte schriftlich bestätigen lassen, dass die Versicherung auch Schäden im Zusammenhang mit der Demenz abdeckt. Falls eine Betreuung besteht, muss sich nicht der Erkrankte, sondern der Betreuer durch eine Haftpflichtversicherung vor Schadensersatzforderungen schützen.

Testament aufsetzen Oft empfinden Angehörige Scheu, mit dem Erkrankten über ein Testament zu sprechen. Trotzdem sollten sie auf eine rechtzeitige Abfassung hinwirken. Das ist vor allem deshalb notwendig, weil der Erkrankte im Anfangsstadium der Krankheit noch selbst dazu Stellung nehmen kann, wie er über sein Vermögen verfügen möchte. Wird eine rechtzeitige Klärung versäumt, kann sich der Erkrankte wegen der fortschreitenden geistigen Einschränkungen nicht mehr zu wichtigen persönlichen Fragen äußern. Um späteren Erbstreitigkeiten vorzubeugen, sollte der behandelnde Arzt oder ein hinzugezogener Nervenfacharzt die Testierfähigkeit des Erkrankten bescheinigen. Dies erleichtert dem Notar die Beurkundung. Der Erkrankte darf bei seiner Entscheidung weder durch Angehörige noch durch andere Personen beeinflusst werden.

Wichtige Entscheidungen nach der Diagnose

INFO

Antrag auf Leistungen der gesetzlichen Pflegeversicherung stellen Die Demenzerkrankung eines Familienangehörigen ist in der Regel mit hohen finanziellen Belastungen verbunden. Wird bei der Pflege auf fremde Hilfe zurückgegriffen, entstehen oft beträchtliche Kosten, die nach dem Pflegeversicherungsgesetz unter bestimmten Voraussetzungen durch die Pflegekasse mitgetragen werden.

Pflegegeld steht grundsätzlich jedem zu, der sich dauerhaft bei mindestens zwei Tätigkeiten am Tag, beispielsweise bei der Körperpflege und der Ernährung, zu Hause helfen lassen muss. Der tägliche Aufwand muss mindestens 90 Minuten betragen. Sobald die Pflegebedürftigkeit eingetreten ist, kann ein entsprechender Antrag bei der zuständigen Krankenkasse gestellt werden. Wie viel Zuschuss gewährt wird, hängt vom Hilfebedarf ab. Um ihn zu ermitteln, schickt der Medizinische Dienst der Krankenkasse (bei privat Versicherten der Gutachterdienst Medicproof GmbH) nach Terminabsprache einen Gutachter vorbei.

Tipps für den Gutachterbesuch

- Bei demenziellen Erkrankungen ist es nicht einfach, den tatsächlichen Hilfebedarf einzuschätzen. Deshalb empfiehlt es sich, möglichst schon im Vorfeld ein Pflegetagebuch zu führen. Darin sollten sämtliche Verrichtungen bei der Körperpflege, der Ernährung und im Bereich der Mobilität bzw. der hauswirtschaftlichen Versorgung mit Zeitangaben notiert werden.
- Damit der Gutachter eine normale Alltagssituation vorfindet, sollte der Kranke nicht extra fein hergerichtet werden. Denken Sie daran, dass demenzkranke Menschen vormittags meistens leistungsfähiger sind als am späten Nachmittag. Dadurch könnte ein falscher Eindruck entstehen.
- Machen Sie wichtige Angaben von sich aus, auch wenn der Gutachter nicht danach fragen sollte. Besorgen Sie beispielsweise ärztliche Unterlagen, aus denen Krankheitsbild, körperliche und geistige Einschränkungen hervorgehen.
- Wenn Sie im Beisein des Kranken nicht offen über den Hilfebedarf sprechen können, weil ihn das verletzen oder beschämen würde, verlangen Sie ein zusätzliches Gespräch ohne den Kranken.
- Sollten Sie mit der Einstufung nicht einverstanden sein, können Sie innerhalb von vier Wochen schriftlich Widerspruch einlegen. Falls sich der Gesundheitszustand des Betroffenen verändert, können Sie jederzeit eine Höhereinstufung beantragen.

Das Leben mit Demenz planen

Wichtige Entscheidungen nach der Diagnose

Monatliche Pflegesätze (Stand September 2007)

Grad der Bedürftigkeit	Hilfebedarf	Angehörige oder Bekannte als Helfer	Einsatz sozialer Hilfsdienste	Heimpflege
Stufe 1: Erheblich Pflegebedürftige	Einmal täglich Hilfe bei mindestens zwei Verrichtungen, Zeitaufwand mindestens 90 Minuten	205 Euro	384 Euro	1.023 Euro
Stufe 2: Schwerpflegebedürftige	Dreimal täglich Hilfe zu verschiedenen Tageszeiten, Zeitaufwand mindestens drei Stunden	410 Euro	921 Euro	1.279 Euro
Stufe 3: Schwerstpflegebedürftige	Hilfe rund um die Uhr, Zeitaufwand mindestens fünf Stunden	665 Euro	1.432 Euro (1.688 Euro bei sehr pflegebedürftigen Personen)	1.432 Euro (1.918 Euro bei sehr pflegebedürftigen Personen)

Literaturempfehlung Der Ratgeber »Leitfaden zur Pflegeversicherung« kann bei der Deutschen Alzheimer Gesellschaft unter www.deutsche-alzheimer.de bestellt werden.

Tipp Für Menschen, die für die eigene Pflege im Alter vorsorgen möchten, kann es sinnvoll sein, eine private Pflegezusatzversicherung abzuschließen. Informationen erteilt beispielsweise die Stiftung Warentest www.test.de.

Schwerbehindertenausweis beantragen Beim Versorgungsamt lässt sich klären, ob der Pflegebedürftige Anspruch auf einen Schwerbehindertenausweis hat. Abhängig von der Art und der Schwere der Behinderung können steuerliche Nachteilsausgleiche geltend gemacht und bestimmte Vergünstigungen erlangt werden wie beispielsweise eine Befreiung von Rundfunk- und Fernsehgebühren, freie Fahrt für die Begleitperson in Bus, Bahn oder Taxi oder reduzierte Telefongebühren.

INFO

Vorsorgemaßnahmen treffen

Viele Menschen meinen, dass Ehepartner, Geschwister oder Kinder berechtigt sind, Entscheidungen für sie zu treffen, falls sie wegen einer Krankheit oder eines Unfalls später nicht mehr dazu in der Lage sein sollten. Das ist aber nur möglich, wenn der Angehörige eine eindeutige, schriftliche Willensbekundung des Betreffenden vorweisen kann. Deshalb empfiehlt es sich für Demenzkranke, in einer Vorsorgevollmacht und/oder Betreuungsverfügung eine Person ihres Vertrauens zu bestimmen, die alles Wichtige künftig für sie regelt. Darüber hinaus kann in einer Patientenverfügung festgelegt werden, welche ärztlichen Maßnahmen künftig durchgeführt werden dürfen.

Tipp Das Bundesministerium der Justiz hat eine Broschüre zum Thema »Betreuungsrecht« herausgegeben. Diese kann unter www.bmj.bund.de bestellt oder heruntergeladen werden.

Vorsorgevollmacht

In der Vorsorgevollmacht ermächtigt der Erkrankte eine oder mehrere Vertrauenspersonen, Entscheidungen für ihn zu fällen und beispielsweise Verträge zu unterschreiben. Dies können sowohl Entscheidungen über medizinische Behandlungen als auch in anderen wichtigen Geschäfts- und Lebensbereichen wie Bankgeschäfte oder die Bestimmung des Wohnortes sein. In einer zusätzlichen Erklärung kann der Kranke festlegen, ab wann die Vorsorgevollmacht in Kraft treten soll.

Wichtig Eine Vorsorgevollmacht ist nur dann rechtswirksam, wenn der Betreffende zum Zeitpunkt des Erteilens voll geschäftsfähig war, das heißt über 18 Jahre alt und im Vollbesitz seiner geistigen Kräfte. Letzteres lässt sich durch den behandelnden Arzt prüfen und bestätigen.

Betreuungsverfügung

Grundsätzlich ist eine Betreuungsverfügung für den Fall gedacht, dass vom Gericht eine gesetzliche Betreuung angeordnet werden muss, weil der Betreffende wegen einer körperlichen, geistigen oder seelischen Behinderung seine Angelegenheiten nicht mehr selbst regeln kann und auch keine andere Person dazu bevollmächtigt hat. In einer Betreuungsverfügung kann der Kranke eine oder mehrere Personen seines Vertrauens bestimmen, die für den Fall, dass eine Betreuung notwendig werden sollte, vom Vormundschaftsgericht bestellt werden sollen. In der Regel aber macht eine ausführliche Vorsorgevollmacht die gerichtliche Bestellung eines Betreuers überflüssig.

Das Leben mit Demenz planen

Wichtige Entscheidungen nach der Diagnose

Patientenverfügung

Mit einer Patientenverfügung kann der Betroffene über Art und Umfang zukünftiger medizinischer Behandlungen entscheiden. Für Demenzkranke, die in einem späteren Krankheitsstadium solche Entscheidungen nicht mehr selbst treffen können und auch die Folgen von Behandlung und Behandlungsverzicht nicht mehr überblicken, ist dies sehr sinnvoll. In der Patientenverfügung wird beispielsweise festgehalten, welche medizinischen Maßnahmen durchgeführt, aber auch welche auf keinen Fall ergriffen werden sollen. So kann beispielsweise eine künstliche Ernährung mittels einer PEG-Sonde ausgeschlossen oder festgelegt werden, unter welchen Bedingungen eine künstliche Beatmung veranlasst werden soll und wann nicht.

Vorgaben einer Patientenverfügung sind nicht immer verbindlich. So können sie beispielsweise

Einen demenzkranken Menschen rund um die Uhr zu pflegen kostet viel Kraft und erzeugt Stress. Länger anhaltender Stress aber kann körperlich und seelisch ernstlich krank machen. Deshalb ist es wichtig, die Zeichen einer Überforderung zu erkennen und etwas gegen übermäßigen Stress zu unternehmen.

Ernst zu nehmende Warnzeichen für eine Überforderung können sein:
- das Gefühl, mit der Situation nicht mehr fertig zu werden
- Angst und extreme Sorge bezüglich der Zukunft
- Reizbarkeit, »in die Luft gehen« bei kleinen Dingen
- Ärger in unpassenden Situationen
- Rückzug von anderen Menschen und von Aktivitäten, die sonst Freude bringen
- Schlafstörungen oder zu viel Schlaf
- chronische Erschöpfung und Müdigkeit
- körperliche Symptome wie Kopfschmerzen, Schwindel und Schweißausbrüche

> **INFO**
>
> infrage gestellt werden, wenn einzelne Behandlungssituationen nicht konkret, sondern nur vage beschrieben wurden. Oder wenn die Patientenverfügung schon vor sehr langer Zeit erstellt wurde und dem Arzt Anzeichen vorliegen, dass der Patient seine Meinung geändert haben könnte. Dann aber dient die Patientenverfügung zumindest als wichtiges Indiz für den Patientenwillen.
>
> Kombiniert der Betroffene eine Patientenverfügung mit einer Vorsorgevollmacht und einer Betreuungsverfügung, kann er dadurch festlegen, welche Person seinem mutmaßlichen Willen Ausdruck verleihen soll, wenn er selbst es nicht mehr kann. In speziellen Fragen empfiehlt es sich, die Patientenverfügung gemeinsam mit dem behandelnden Arzt aufzusetzen.
>
> **Tipp** Einen Ratgeber zum Thema und Textbausteine gibt es beim Bundesministerium der Justiz unter www.bmj.bund.de (Suchwort »Patientenverfügung« eingeben).

Kleines Sofortprogramm zum Stressabbau

Wenn Sie als pflegende Angehörige die nachstehenden Ratschläge befolgen, tun Sie damit Ihrem Körper und Ihrer Seele etwas Gutes:

- Gönnen Sie sich mehrere Male am Tag Zeit zum Nachdenken, Ausruhen und Meditieren. In Seminaren erlernte Entspannungstechniken wie autogenes Training oder Yoga können helfen, zur Ruhe zu kommen und den Kopf frei zu machen von düsteren Gedanken, die weit mehr beunruhigen können als die aktuellen Pflegeaufgaben.
- Versuchen Sie jeden Tag etwas zu tun, das Ihnen Freude macht, und wenn es nur für ein paar Minuten ist. Angenehme Aktivitäten wie etwa Gartenarbeit, sich etwas Leckeres kochen, die Lieblingssendung im Fernsehen anschauen, lesen oder dem geliebten Hobby nachgehen helfen die eigene Mitte zu finden und erinnern daran, dass es auch noch ein Leben neben der Pflege gibt.
- Machen Sie eines nach dem anderen: Der Versuch, mehrere Aufgaben gleichzeitig zu erledigen wie telefonieren, Briefe öffnen und

Das Leben mit Demenz planen

Essen kochen, erhöht den Stress nur noch. Besser ist es, sich auf nur eine Sache zu konzentrieren und sich die nächste Aufgabe erst dann vorzunehmen, wenn eine andere beendet wurde. Um nicht ständig alle Dinge, die getan werden müssen, im Kopf zu behalten, hilft eine Liste, in der alle Aufgaben notiert werden.

- Sich regelmäßig bewegen. Bewegung ist eine der besten Methoden, um Stress abzubauen. Schon ein Spaziergang von 20 Minuten dreimal pro Woche reicht aus, um sich gesundheitlich und seelisch viel besser zu fühlen. Regelmäßige Bewegung schützt die Gesundheit und schenkt neue Energie und Lebensfreude.
- Die guten Momente bewusst wahrnehmen. Trotz des vorgezeichneten Verlaufs der Krankheit und der großen Belastung muss nicht jeder Augenblick im Pflegealltag düster sein. Deshalb gilt es besonders auf die kleinen Dinge zu achten, die das Herz erfreuen: schöne Begebenheiten mit oder ohne den Angehörigen, ein Spaziergang durch den Park oder das Spiel mit Enkelkindern oder Haustieren. Solche schönen Augenblicke schenken neuen Mut und machen widerstandsfähiger gegen Stress.

»Hilfe suchen und in Anspruch nehmen«

Louise B., 65 Jahre, pflegt ihren demenzkranken Mann zu Hause.

Die ersten Krankheitszeichen bemerkte ich Mitte der neunziger Jahre. Zu allererst fielen mir Veränderungen im Bewegungsablauf auf. Beim Laufen hielt mein Mann den Arm angewinkelt und ließ ihn nicht mehr wie üblich mitschwingen. Als ich meine Beobachtungen dem Hausarzt mitteilte, hat er es leider kein bisschen ernst genommen. Weil mein Mann zudem über anhaltende Schmerzen im Schulter-Nacken-Bereich klagte, sind wir zum Orthopäden gegangen. Dort bekam er Krankengymnastik und Massagen verordnet. Niemand kam damals auf die Idee, dass etwas Gravierendes dahinterstecken könnte, dass dies bereits die Folgen einer Parkinsonerkrankung waren.

Als Nächstes fiel mir auf, dass mein Mann beim Gehen die Füße nicht mehr richtig anheben konnte, sondern merkwürdig schlurfte. Hinzu kam, dass er, wenn wir mit dem Auto unterwegs waren, geradeaus gefahren ist, anstatt links oder rechts abzubiegen. Situationen im Straßenverkehr hat er nicht mehr richtig einschätzen können. Das hat sich derart gesteigert, dass ich am Ende regelrecht Angst bekommen habe.

»Die Diagnose lautet Parkinson«

Im täglichen Miteinander war mir bis dahin noch nichts Außergewöhnliches aufgefallen. Mein Mann hat sich damals noch um die Verwaltung unseres Mietshauses gekümmert. Das hat er später von sich aus aufgegeben. »Es hat keinen Sinn mehr«, sagte er damals, »ich erinnere mich nicht mehr, wie ich die Umlageabrechnung im letzten Jahr gemacht habe. Ich fürchte, ich verblöde.« Auf mein Drängen hin ließ unser Hausarzt eine Computertomografie durchführen. Der Befund war dem Alter entsprechend. »Ganz normaler Verschleiß«, hieß es. Das habe ich natürlich nur zu gern geglaubt. Allerdings hatte ich schon damals das Gefühl, dass mehr dahinterstecken müsse. Ich habe es darauf geschoben, dass mein Mann bereits mit 50 Jahren erwerbsunfähig geworden war. Krebs. Auch der Hausarzt meinte: »Ihr Mann hat zwei Phasen Krebs überstanden mit Chemotherapie und Behandlung. Da ist man eben nicht mehr so fit wie andere in dem Alter.« Trotzdem wollte ich auf Nummer sicher gehen. Und das war auch gut so: Der Neurologe, den wir aufsuchten, hat Parkinson diagnostiziert. Im Zuge einer Parkinsonerkrankung entwickelt sich oft auch eine Demenz. Bei meinem Mann war das der Fall.

Das Leben mit Demenz planen

»Es war schwer, die Krankheit zu akzeptieren«

Weil ich gern informiert bin, habe ich sehr schnell den Kontakt zu einer Selbsthilfegruppe aufgenommen. Das war insofern ganz hilfreich, weil ich dort Tipps und Hinweise erhalten habe. Auch wurde mir der eine oder andere Arzt empfohlen. Allgemeines für den Umgang mit Demenzkranken habe ich dort ebenfalls erfahren. Wenn ich meinen Mann beispielsweise gebeten habe, die Butter aus dem Kühlschrank zu holen, hat er sie oft nicht gefunden. Also habe ich vermutet, dass er nicht mehr richtig sieht. Bis mir dann erklärt wurde: »Nein, Ihr Mann weiß in diesem Moment gar nicht, wie die Butter aussieht.« So ließen sich viele Verhaltensweisen viel eher interpretieren. Besonders am Anfang konnte ich mir auch vieles von der Seele reden. Heute ist es nicht mehr so nötig, weil ich die Krankheit akzeptiert habe. Lange Zeit aber habe ich gedacht, da muss man doch etwas ändern können, ein Medikament oder eine Therapie finden, die dagegen hilft. Erst später habe ich eingesehen, dass man nichts ändern kann.

»Wöchentlich mehrmals zur Tagespflege«

Um mich zu entlasten, bringe ich meinen Mann an mehreren Tagen in der Woche in eine Tagespflege. Manchmal möchte er nicht hingehen, dann aber bin ich streng mit ihm wie damals mit meiner Tochter, wenn sie einmal nicht in den Kindergarten wollte. »Ich kann verstehen, dass du dort nicht so gern hinwillst«, sage ich. »Aber versteh mich bitte auch: Ich mache alles, was möglich ist. Aber ich brauche auch einmal Zeit, um in aller Ruhe einzukaufen. Und dann möchte ich auch einmal in der Woche zum Tai-Chi-Kurs gehen.« Er sieht es dann auch ein.

Ab und zu hört man üble Vorurteile über die Tagespflege. »Was, du gibst deinen Mann in die Tagespflege?«, werde ich dann gefragt. »Das würde ich aber nicht machen, die essen dort alle mit den Fingern.« Erstens stimmt das gar nicht und zweitens kann man sich darüber freuen, wenn ein Demenzkranker überhaupt noch in der Lage ist, selbstständig zu essen – sei es auch mithilfe der Finger. Solch dummes Gerede mag ich gar nicht.

Zweimal in der Woche gehe ich zum Nordic Walking. In dieser Zeit bleibt mein Mann zu Hause. Einmal ist er allein, dann bleibt er im Bett liegen, bis ich zurückkomme. Meistens. Und das andere Mal kommt meine Hilfskraft, eine Polin. Ich habe sie über eine Bekannte gefunden. Wenn ich gelegentlich übers Wochenende verreise, bleibt sie hier und schläft in meinem Bett. Einmal in der Woche macht sie sauber und kocht dann manchmal auch etwas Gutes, einen Topf Gulasch oder Eintopf zum Beispiel. Meistens geht sie anschließend noch mit meinem Mann spazieren, sodass ich ein bis zwei Stunden für mich habe. Mittlerweile hat er sich auch gut an sie gewöhnt.

Meinen Mann für einige Stunden allein zu lassen fällt mir heute nicht mehr so schwer wie früher. Diese Freizeit dann aber auch zu genießen und mir nicht ständig Sorgen um ihn zu machen, musste ich erst lernen. Ich gehe natürlich nur dann aus, wenn es ihm auch gut geht. Ist er mal nicht so gut dran, lasse ich ihn nur ungern allein. Außerdem finde ich es sehr wichtig, auch andere in die Pflege miteinzubeziehen. An die soll er sich beizeiten gewöhnen. Schließlich könnte ich jederzeit ins Krankenhaus kommen und dann fiele es ihm sehr schwer, Hilfe von fremden Menschen zu akzeptieren.

»Der Antrag auf Pflegestufe ging glatt durch«

Grundsätzlich ist es für pflegende Angehörige nicht einfach, wenn sie ins Krankenhaus müssen. Das war beispielsweise vergangenes Jahr bei mir der Fall. Zum Glück übernahm die Pflegekasse die Kosten für eine Verhinderungspflege. Während der drei Tage meines Krankenhausaufenthaltes wohnte eine Pflegekraft bei uns

und hat meinen Mann rundum versorgt. Anschließend war die Wohnung zwar nicht mehr ganz so sauber, wie ich sie hinterlassen hatte, aber das nehme ich gern in Kauf.
Der Hinweis auf die Pflegeversicherung kam übrigens vom Neurologen. Er meinte, ich könnte ruhig mal eine Pflegestufe beantragen. Das habe ich dann auch getan. Und wie es meine Art ist, habe ich mich erst einmal schlau gemacht. Und dann fiel mir ein, dass ich jemanden beim Medizinischen Dienst kenne. Mit dieser Person habe ich erst einmal gesprochen und mich erkundigt. Sie hat mir von dem Pflegetagebuch erzählt, mit dem sich der zeitliche Aufwand der Pflege gut einschätzen ließe. Denn man selber verschätze sich nur allzu leicht. Und dann habe ich noch den folgenden Tipp bekommen: Weil bei meinem Mann eine so vielfältige Erkrankung vorliege, wäre es günstig, erst einmal an den Medizinischen Dienst zu schreiben und darum zu bitten, dass ein Arzt kommt, um ihn zu begutachten. Fakt ist nämlich, dass dort nicht nur Ärzte als Gutachter arbeiten, sondern auch weitergebildete Fachkräfte wie Krankenschwestern oder Pfleger. Daraufhin kam eine sehr nette Ärztin zu uns. Sie hat auch ganz besonders auf die Folgen der Chemotherapien geachtet. Mein Mann hat aus dieser Zeit sogenannte Neuropathien zurückbehalten. Das heißt, in Händen oder Füßen besitzt er nur noch wenig Gefühl. Dinge etwas fester anzufassen geht kaum noch. Alles in allem ging der Antrag auf Pflegestufe ohne Weiteres durch.

»Umzug in eine Wohnanlage für ältere Menschen«
Wir haben beschlossen, das Haus zu verkaufen, da war von Parkinson oder Demenz noch gar nicht die Rede. Mein Mann hatte damals bereits gemerkt, dass er nicht mehr der Alte war. Vieles, wie etwa den Garten in Schuss zu halten, ging über seine Kräfte. Das und der Wunsch, für später vorzusorgen, hat uns dazu bewogen, in-

eine altengerechte Wohnanlage zu ziehen. Dort sind alle Wohnungen auf die Bedürfnisse älterer Menschen zugeschnitten. Sie haben zum Beispiel eine behindertengerechte Dusche ohne Duschtasse, in die man einen Rollstuhl hineinrollen kann. Alle Türklinken sind niedriger, sodass auch Rollstuhlfahrer sie erreichen können. Seit Neuestem gibt es auch einen Notruf im Haus, über den man sofort jemanden herbeirufen kann, falls einmal etwas passieren sollte. Wenn mein Mann beispielsweise im Bad hinfällt und nicht mehr aufstehen kann, hängt dort eine Schnur, an der er ziehen und den Alarm auslösen kann.

Als bei meinem Mann die Inkontinenz einsetzte, haben wir eine spezielle Behindertentoilette einbauen lassen, die zum Säubern des Gesäßes Wasser sprüht und es wieder trocken föhnt. Natürlich ist so etwas teuer, aber es macht das Leben auch leichter. Mittlerweile findet mein Mann zwar die entsprechenden Knöpfe nicht mehr, dann betätige ich sie eben so ganz nebenbei. Ansonsten lasse ich ihn so viel wie möglich selbst tun. Mittlerweile habe ich einen professionellen Helfer engagiert, der ihn einmal die Woche duscht. Auch das ist eine Entlastung für mich. Bezahlen kann ich ihn vom Pflegegeld.

»Technische Hilfen erleichtern den Pflegealltag«

Als mein Mann neulich einen schlimmen grippalen Infekt bekam, konnte er nachts nicht mehr allein aufstehen. Deshalb steht jetzt ein Toilettenstuhl neben dem Bett, in den er sich allein hochwuchten kann. Ansonsten haben wir im Flur einen Handlauf an der Wand, der es meinem Mann erleichtert, selbstständig zur Toilette zu gehen. Daran machen wir auch unsere Übungen, Beine vor- und zurückschwingen beispielsweise oder Dehnübungen. Das habe ich mir, als mein Mann einmal im Krankenhaus war, von den Krankengymnasten abgeschaut. Was ganz wunderbar ist: Am Auto

> **Das Leben mit Demenz planen**

haben wir einen Drehschwenksitz an der Beifahrerseite einbauen lassen. Der Sitz lässt sich nach außen schwenken und mein Mann kann sich problemlos hineinsetzen. Das ist eine große Erleichterung. Immer wenn ich so etwas suche, schaue ich im Internet unter dem Stichwort »Handicap« nach. Auch empfehle ich, ins Sanitätshaus zu gehen und sich beraten zu lassen. Dort erfährt man von Hilfsmöglichkeiten, auf die man von allein gar nicht kommen würde – versetzbare Haltegriffe etwa mit großen Saugnäpfen. Die sind viel preiswerter als fest installierte und lassen sich im Badezimmer überall dort befestigen, wo man sie gerade braucht. Oder speziell geformtes Besteck und Geschirr, das demenzkranken Menschen das Essen und Trinken erleichtert. Die Fachleute im Sanitätshaus wissen auch meistens ganz genau, welche Hilfsmittel die Krankenkasse bezahlt und welche nicht. So gibt es für Angehörige eine ganz Reihe von Hilfen. Man muss sie nur suchen und dann natürlich auch in Anspruch nehmen.

Hilfe mobilisieren und annehmen

Ein pflegender Angehöriger ist nicht ohne Hilfe und er muss sie auch suchen und annehmen. Manchmal fällt es pflegenden Angehörigen jedoch schwer, Hilfe von Dritten in Anspruch zu nehmen. Das hängt damit zusammen, dass bestimmte Krankheiten wie etwa Demenzerkrankungen vielfach noch mit einem gesellschaftlichen Tabu belegt sind. Angehörige schämen sich für die Verhaltensweisen und Störungen des demenzkranken Familienmitgliedes und ziehen sich immer stärker von ihrer Umwelt zurück. Sie laufen dann Gefahr, völlig zu vereinsamen. Wer sich dem gesellschaftlichen Druck beugt, den trifft es

Hilfe zu suchen und auch anzunehmen ist für pflegende Angehörige enorm wichtig. Nur mit Unterstützung schaffen sie es, die seelisch und körperlich sehr belastende Zeit der Pflege bis zum Ende durchzustehen.

zudem doppelt schwer: Die ohnehin schon sehr belastende Situation wird noch dadurch verschärft, dass Angehörige alles mit sich selbst ausmachen, niemandem ihr Herz ausschütten können. Zusätzlich zum anstrengenden Pflegealltag müssen sie zudem noch die Kraft aufwenden, eine intakte Fassade nach außen hin aufrechtzuerhalten, damit Nachbarn, Bekannte oder Freunde nichts merken. Damit aber vergeben sie viele Chancen: Denn nur wer den Menschen in seiner Umgebung von seiner Situation, den Problemen und Ängsten sowie seinem Unterstützungsbedarf berichtet, kann mit Hilfsbereitschaft seitens Dritter rechnen. Die Erfahrung zeigt, dass die größte Hilfe manchmal von Menschen kommt, von denen man es vorher nie gedacht hätte.

Selbsthilfegruppe besuchen

Menschen, die nie mit einem Demenzkranken zusammengelebt haben, können sich oft kein realistisches Bild von der Situation machen und Probleme manchmal nur schwer nachvollziehen. Deshalb finden sich Angehörige und Betroffene gleichermaßen in Selbsthilfegruppen zusammen. Der Besuch einer solchen Gruppe wirkt entlastend und verleiht neuen Mut. Manche Probleme muss man sich nicht erst gegenseitig detailliert schildern, sondern jeder Teilnehmer weiß genau, wie es dem anderen ergeht. Schließlich haben alle ja schon einmal Ähnliches durchgemacht. So bekommt der Einzelne das Gefühl, mit seinen Sorgen nicht mehr allein zu sein, kann endlich einmal Gefühle wie Trauer, Ärger und Wut herauslassen und dadurch neue Zuversicht und Kraft schöpfen. Darüber hinaus können die Teilnehmer Erfahrungen austauschen und sich gute Ratschläge und Tipps geben: Wie bekommt man schnell einen Platz in der

Das Austauschen von Erfahrungen und der aktive Kontakt zu anderen Betroffenen können Frustration und Ängste mindern. Die Deutsche Alzheimer Gesellschaft verfügt bundesweit über alle Adressen von Angehörigen-Selbsthilfegruppen.

Das Leben mit Demenz planen

> ### Was kostet die Tagespflege? — INFO
>
> Die Kosten für die Betreuung in einer Tagespflegeeinrichtung liegen je nach Region und Einrichtung zwischen 40 und 70 Euro am Tag. Sofern der Erkrankte eine Pflegestufe hat, übernimmt die Pflegekasse entsprechend die Kosten für pflegebedingte Aufwendungen, soziale Betreuung und medizinische Behandlung. Kosten für Unterkunft, Verpflegung oder Investitionen hingegen müssen selbst getragen werden.
> **Tipp** Zusätzlich zur Kostenerstattung durch die Pflegekasse sollte auf jeden Fall geprüft werden, ob zur Finanzierung der Tagespflege gegebenenfalls ein Antrag auf Hilfe zur Pflege nach dem XII. Sozialgesetzbuch (Sozialhilfe) gestellt werden kann.

Tagespflege? Welche Vorlagen haben sich bei Inkontinenz bewährt? Welche Erfahrungen haben Einzelne mit dem Medizinischen Dienst der Krankenkassen gemacht?

Besuchsdienst

Zur kurzfristigen Entlastung pflegender Angehöriger bieten die Alzheimer Gesellschaften und andere Träger Besuchsdienste oder sogenannte Helferinnenkreise an. Menschen, die im Besuchsdienst arbeiten, sind Laienhelfer, die im Umgang mit den demenzkranken Menschen geschult sind. Sie übernehmen stundenweise die häusliche Betreuung des Kranken. In dieser Zeit kann der Angehörige unbesorgt das Haus verlassen und Erledigungen machen oder eigenen Interessen nachgehen. Besuchsdienste arbeiten zwar ehrenamtlich, doch bekommen sie eine geringe stündliche Aufwandsentschädigung, die bis zu einem Betrag von 460 Euro im Jahr von der Pflegekasse übernommen werden kann, wenn der Kranke eine Pflegestufe hat.

Angehörigenberatungsstellen vermitteln auf Wunsch einen Besuchsdienst.

Eine geeignete Unterbringung finden

Zeit und auch Ruhe, um abzuschalten, sich zu entspannen und aufzutanken, Einkäufe und Behördengänge zu erledigen, vielleicht sogar mal dem Hobby nachzugehen, finden viele Pflegende erst dann, wenn der Kranke einmal nicht um sie herum ist. Teilstationäre Einrichtungen zur Tages- und Nachtpflege, wie viele Städte sie mittlerweile haben, können hier helfen. In Tagespflegeeinrichtungen werden Demenzkranke tagsüber betreut, erhalten Mahlzeiten, pflegerische Versorgung und verschiedene therapeutische und rehabilitative Maßnahmen. Abends werden die Kranken nach Hause gebracht, verbringen dort die Nacht und können am nächsten Morgen wieder in die Einrichtung der Tagespflege geholt werden. In einigen Städten gibt es auch Möglichkeiten der Nachtpflege, bei der der Kranke nachts versorgt wird und tagsüber zu Hause sein kann.

Teilstationäre Angebote der Tages- und Nachtpflege gibt es mittlerweile in vielen Städten.

Kurzzeitpflege

Wird der Pflegende selbst krank, muss vielleicht sogar für einige Zeit ins Krankenhaus oder benötigt dringend einen Erholungsurlaub, kann er seinen demenzkranken Angehörigen vorübergehend in einer Einrichtung für Kurzzeitpflege unterbringen. Wie in einem Pflegeheim wird der Kranke dort für diese Zeit rundum versorgt. Solche Kurzzeitpflegeplätze werden von vielen Pflegeheimen mit angeboten, das heißt, freie Kapazitäten im Heimbetrieb werden genutzt, um vorübergehend Gäste aufzunehmen.

Der Kranke wird zeitweilig in einem Pflegeheim oder zu Hause rund um die Uhr versorgt.

Neben der zeitweiligen Unterbringung in einem Pflegeheim besteht die Möglichkeit, den Kranken durch einen Pflegedienst oder eine nahestehende Person daheim versorgen zu lassen.

> **Finanzierung der Kurzzeitpflege** — INFO
>
> Von der Pflegekasse erhalten Pflegebedürftige pro Jahr 1.432 Euro für den Aufenthalt in einer Kurzzeitpflege erstattet, wenn sie bereits ein Jahr gepflegt wurden. Die Pflegekasse übernimmt die Kosten für die pflegebedingten Aufwendungen, die je nach Pflegestufe gestaffelt werden. Die Kosten für Unterkunft, Verpflegung und Investitionen müssen als Eigenanteil bezahlt werden.
>
> Die Leistungen der Kurzzeitpflege müssen nicht zusammenhängend am Stück beansprucht, sondern können auf mehrere kürzere Zeiten im Jahr verteilt werden. Dies gilt jedoch nur so lange, bis der finanzielle Rahmen von 1.432 Euro ausgeschöpft ist.
>
> Auch für die Versorgung durch einen Pflegedienst übernimmt die Pflegekasse bis zu 1.432 Euro jährlich, für die Versorgung durch eine Privatperson in der Regel nur das Pflegegeld zuzüglich eventueller Aufwendungen wie Fahrgeld oder Verdienstausfall (maximal 1.432 Euro).
>
> **Tipp** Pflegebedürftige, bei denen der Medizinische Dienst einen erheblichen allgemeinen Beaufsichtigungs- und Betreuungsbedarf festgestellt hat (insbesondere altersverwirrte, geistig behinderte und psychisch kranke Menschen), erhalten Leistungen von 460 Euro im Jahr. Diese Mittel sind in der Regel zweckgebunden für Leistungen der Kurzzeit- und der Tagespflege.

Ausländische Haushaltshilfen

Seit 2005 gibt es die gesetzliche Möglichkeit, ausländische Haushaltshilfen auch aus osteuropäischen Ländern vermittelt zu bekommen. Sie können Angehörigen besonders bei hauswirtschaftlichen Arbeiten unter die Arme greifen, die Ausübung pflegerischer Tätigkeiten im Sinne der Pflegeversicherung (Grundpflege) allerdings ist nicht erlaubt. Informationen erteilt die Bundesagentur für Arbeit (Zentralstelle für Arbeitsvermittlung, ZVA). Dort ist ein Merkblatt erhältlich zur »Vermittlung von Haushaltshilfen in Haushalte mit Pflegebedürftigen nach Deutschland«.

Tipp Seit einigen Jahren gibt es immer mehr Urlaubsangebote, die speziell auf die Bedürfnisse von Demenzkranken und ihren Angehörigen zugeschnitten ist. Während des »betreuten Urlaubs« werden Pflege und Betreuung der Erkrankten von haupt- und ehrenamtlichen Betreuern geleistet. Der größte Teil dieser Angebote wird durch regionale und örtliche Alzheimer Gesellschaften organisiert. Eine entsprechende Liste stellt die Deutsche Alzheimer Gesellschaft auf Anfrage zur Verfügung (info@deutsche-alzheimer.de). Weitere Adressen gibt es im Internet unter www.demenzservicezentrum.dortmund.de.

Viele Pflegekassen gewähren für den gemeinsamen betreuten Urlaub Angehöriger und Erkrankter die Leistungen der Verhinderungspflege.

Wenn Pflege und Betreuung zu Hause nicht mehr möglich sind

Am sichersten fühlen Menschen mit Demenz sich grundsätzlich in ihrer vertrauten Umgebung. Ab einem gewissen Zeitpunkt aber kann es notwendig werden, den Kranken in einem Pflegeheim unterzubringen. Etwa dann, wenn der Pflegende körperlich und seelisch nicht mehr in der Lage ist, den Kranken bei seinen täglichen Verrichtungen wie Baden und Toilettengang zu unterstützen, der Kranke sehr aggressiv wird oder im Verlauf der Krankheit zunehmend die Tendenz entwickelt, unkontrolliert umherzuwandern, und sich dadurch gefährdet.

Allerdings gestaltet es sich manchmal schwierig, für einen demenzkranken Menschen einen Heimplatz zu bekommen. Der Grund dafür ist, dass Heime die Verantwortung dafür tragen, dass Demenzkranke nicht weglaufen oder sich auf andere Weise in Gefahr bringen. Deshalb werden die Erkrankten in speziellen beschützten Abteilungen

Wann immer Angehörige die Entscheidung für ein Pflegeheim treffen, sollten sie diesen Schritt keinesfalls als persönliches Versagen werten, sondern als konsequente und bestmögliche Weiterführung der Pflege durch speziell dafür geschultes Personal. Häufige Gründe für die Aufnahme in ein Pflegeheim sind: hochgradige Orientierungsstörungen, ausgeprägte Aggressivität, körperliche Pflegebedürftigkeit, Inkontinenz.

untergebracht, über die aber nicht jedes Pflegeheim verfügt. Zudem sind für solche Einrichtungen meist besondere bauliche Gegebenheiten und mehr Personal erforderlich.

Entscheidungshilfen für die Auswahl eines Pflegeheims

Nicht unbedingt den besten Ruf genießen Deutschlands Pflegeheime, unabhängig davon, wie teuer ein Heimplatz auch ist. Bei Kontrollen stellte der Medizinische Dienst der Krankenkassen jüngst bei durchschnittlich jedem zehnten Heimbewohner einen »akut unzureichenden Pflegezustand« fest. Darunter fallen zum Beispiel gravierende Mängel bei der Ernährung und der Flüssigkeitsversorgung. Jeder dritte Heimbewohner werde dem Bericht zufolge zudem nicht häufig genug umgebettet, was schnell zu Gesundheitsproblemen etwa durch Wundliegen führen kann. Da es derzeit noch keinen »Pflege-TÜV« für Altenheime gibt, niemand also so recht weiß, wer tatsächlich die schwarzen oder weißen Schafe sind, müssen Angehörige sich selbst vor Ort einen gründlichen Überblick verschaffen. Oft ist es bereits der erste Eindruck, der zählt. Herrscht in dem Heim eine freundliche und offene Atmosphäre? Oder sind die Zimmertüren geschlossen, die Blumen auf den Fensterbänken vertrocknet, das Pflegepersonal gestresst, hektisch und abweisend? Wer sich in der Cafeteria einmal mit den Bewohnern unterhält, gewinnt schnell einen Eindruck vom Tagesablauf. Aufmerksam sollten Angehörige auch dann werden, wenn ein Heim im Anzeigenteil der Tageszeitung auffallend häufig nach Personal sucht, es also nicht einmal die Pflegekräfte dort lange auszuhalten scheinen. Die folgenden Kriterien sind eine Hilfestellung für die Auswahl eines passenden Pflegeheims:

Zu wenig zu essen und zu trinken, wund gelegen – ältere Menschen leiden in Pflegeheimen immer noch viel zu oft. Um sich ein Urteil über die Qualität der Pflege zu bilden, sollten Angehörige das Heim ihrer Wahl genau in Augenschein nehmen.

Ausrichtung auf die Bedürfnisse demenzkranker Menschen Gibt es eine offene und eine geschlossene Abteilung, damit der Bewohner je nach Pflegebedarf in die entsprechende Abteilung des Hauses wechseln kann? Sind die baulichen Gegebenheiten an die Bedürfnisse Demenzkranker angepasst? Gibt es beispielsweise barrierefreie Wege, Wegweiser zur Orientierung, angenehme Farben, genügend Helligkeit? Haben die Bewohner ausreichend Bewegungs- und Aufenthaltsmöglichkeiten in Sichtweite der Pflegekräfte? Gibt es einen geschlossenen Garten oder Innenhof, in dem sich die Bewohner auch unbeaufsichtigt bewegen können?
Ist die Einrichtung des Heims behaglich, können eigene Möbel im Zimmer aufgestellt werden? Laufen in den Aufenthaltsräumen Radiosender mit Musik aus der Generation der Bewohner?
Angemessene Betreuung Wie viele Bewohner werden von einer Pflegeperson betreut (Pflegeschlüssel)? Ist das Pflegepersonal im Umgang mit demenzkranken Menschen geschult und wird es regelmäßig weitergebildet, verfügt das Heim generell über ausreichend Erfahrung,

Kosten und Finanzierung eines Pflegeheims — INFO

Nach Angaben des Statistischen Bundesamtes kostete im Jahr 2005 die Heimpflege monatlich zwischen 1.854 Euro (Pflegeklasse I) und 2.706 (Pflegeklasse III). Weil sich diese Berechnung nur auf die pflegerischen Aufwendungen und die Unterbringung bezieht, können die tatsächlichen Kosten je nach Ausstattung des Pflegeheims jedoch deutlich darüber liegen.
Die Pflegeversicherung erstattet für die vollstationäre Dauerpflege zurzeit monatlich in der Pflegestufe III (ohne Härtefallregelung) 1.432 Euro, in der Pflegestufe II 1.279 Euro und in der Pflegestufe I 1.023 Euro. Darüber hinausgehende Pflegeheimkosten müssen die Pflegebedürftigen aus eigenen Mitteln aufbringen oder auf Sozialleistungen, wie die Hilfe zur Pflege im Rahmen der Sozialhilfe, zurückgreifen.

über ein spezielles Konzept? Werden die Bewohner respektvoll und fürsorglich behandelt? Haben sie die Möglichkeit, sich ihren Fähigkeiten entsprechend zu beschäftigen? Werden sie dabei angeregt und unterstützt oder hat das Pflegepersonal keine Zeit dafür? Kümmert sich Pflegepersonal um die Heimbewohner oder halten sie sich oft unbeaufsichtigt allein in Gemeinschaftsräumen auf oder sitzen gar überwiegend in ihren Zimmern? Gibt es für jeden Bewohner einen individuellen Betreuungsplan?

Medizinische Versorgung Wie ist die ärztliche Versorgung organisiert? Gibt es einen Heimarzt, der auf die Versorgung von Demenzpatienten eingestellt ist? Können Bewohner auf Wunsch auch von ihrem bisherigen Arzt weiter medizinisch betreut werden? Wird Krankengymnastik angeboten?

Einbeziehung der Angehörigen Können sich die Angehörigen an der Pflege beteiligen? Kooperiert das Pflegepersonal mit den Angehörigen? Wird beispielsweise deren Wissen über das Verhalten, die Vorlieben und Abneigungen des Kranken genutzt? Werden die Angehörigen über sämtliche Dienstleistungen und Preise detailliert informiert?

»Blumen im Zimmer«

Sonja B., 42 Jahre, kümmert sich um ihre alzheimerkranke Mutter, die in einem Pflegeheim lebt.

Meine Mutter lebt seit zwei Jahren in einem Altenheim. Weil sie immer mal wieder weglief, musste sie dort kürzlich in die Abteilung für demenzkranke Menschen umziehen. »Wir können sonst die Verantwortung für Ihre Mutter nicht länger übernehmen«, hatte die Heimleitung gesagt. Da es sich um einen geschlossenen Bereich handelt, den die Bewohner nicht eigenmächtig verlassen

können, spricht man auch von einer »beschützenden Abteilung«. Dass es so weit einmal kommen würde, davor habe ich immer Angst gehabt.
Doch alles der Reihe nach: Meine Mutter ist immer eine sehr selbstständige und aktive Frau gewesen, eine, die ihr Leben im Griff hatte. Mich und meine beiden Schwestern hat sie ganz allein groß gezogen. Deshalb fühlen wir uns auch heute noch sehr eng miteinander verbunden.

»Sie litt unter Verfolgungsängsten«
Bis zu ihrem siebzigsten Lebensjahr lebte meine Mutter in ihrer eigenen Wohnung. Dass etwas mit ihr nicht stimmte, merkten wir Geschwister, als sie anfing, sich verfolgt zu fühlen. Sie beharrte darauf, dass fremde Menschen in der Wohnung seien. Um der vermeintlichen Belästigung zu entfliehen, ist sie zweimal umgezogen. Als die Angst sie auch nach dem zweiten Umzug noch plagte, begannen meine Schwestern und ich uns Sorgen zu machen. Wir überredeten sie dazu, sich von einem Neurologen untersuchen zu lassen. Die Diagnose lautete Alzheimer. Schon damals ergab der Mini-Mental-Status-Test nur noch 20 von 30 Punkten, Hinweis also auf eine Demenz. Heute denke ich oft: wie ungerecht. Ein Leben lang hat sie sich für andere abgeschuftet und statt dass sie nun ihren Ruhestand genießen kann, trifft sie diese schreckliche Krankheit.
Anfangs haben wir versucht, die Selbstständigkeit meiner Mutter so lange wie möglich aufrechtzuerhalten. Meine ältere Schwester hat eine Einrichtung für betreutes Wohnen in ihrer Nähe gefunden. Dort konnte meine Mutter weitgehend eigenständig ihren Alltag gestalten, wurde aber regelmäßig mit warmen Mahlzeiten versorgt. Meine Schwester hat außerdem jeden Tag nach ihr geschaut. Viele Veränderungen bei meiner Mutter sind ihr trotz-

dem entgangen. Als ich meine Mutter für einige Zeit besuchte, weil meine Schwester in den Urlaub gefahren war, fand ich überall kleine Zettel mit Namen und Adressen in der Wohnung verteilt. »Mein Gedächtnis ist wie ein Käse mit Löchern«, sagte sie. Als ich den Kühlschrank öffnete, fand ich ihn bis auf einige Joghurtbecher völlig leer. Weil sie nicht mehr wusste, wie man die öffnet, hat sie die Aludeckel mit einem Messer aufgeschlitzt. Wie man sich eine Scheibe Brot schmiert, hatte sie ebenfalls vergessen.

»Das Zwischenmenschliche kommt oft zu kurz«
Die Grenzen des Alleinlebens waren erreicht, als meine Mutter eines Tages eine schlimme Infektion mit hohem Fieber bekam. Sie wollte nachts aufstehen, war aber zu schwach, um sich auf den Beinen zu halten, und stürzte. Erst am nächsten Morgen fand meine Schwester sie auf dem Boden liegend. Das war der Zeitpunkt, an dem wir schweren Herzens beschlossen, meine Mutter in ein Pflegeheim zu geben.
Ich wohne 200 Kilometer von meiner Mutter entfernt. Wie gern hätte ich sie damals in meine Nähe geholt. Lange habe ich vergebens nach etwas Passendem Ausschau gehalten. Meine Hoffnung war, eine spezielle Wohngruppe für Alzheimerpatienten zu finden. Als ich mich bei der Stadt erkundigte, hieß es zuerst auch, ein solches Projekt sei geplant, später aber, die finanziellen Mittel dafür seien gestrichen worden. Das war's dann leider … Im Wohnort meiner Mutter gab es auch drei Altenheime. Die haben wir uns angesehen. Haben die Räumlichkeiten und das Pflegepersonal in Augenschein genommen, mit der Heimleitung gesprochen. Haben nachgefragt, inwieweit Angehörige in Planung und Pflege miteinbezogen werden. Haben uns nach dem Freizeitangebot erkundigt. Für die Einrichtung, deren Leitung uns besonders engagiert erschien, haben wir uns dann entschieden. Man kann sich wirklich

nicht beschweren, das Pflegepersonal dort gibt sich große Mühe. Gerade für Demenzkranke ist ein freundlicher und liebevoller Umgang immens wichtig. Trotzdem werden solche Einrichtungen den Menschen, die in ihnen leben, selten gerecht. Man hat einfach zu wenig Zeit für sie. Zu wenig Pflegende müssen sich oft um zu viele Bewohner kümmern. Satt und sauber – ja, das schon. Aber das Zwischenmenschliche bleibt oft auf der Strecke. Wenn sich die Angehörigen nicht auch ein wenig kümmern, fristen verwirrte Menschen in vielen Heimen ein ganz trauriges Dasein.

»Viele machen Dienst nach Vorschrift«
Demenz ist eine Krankheit mit tausend Erscheinungsformen. Je nachdem welche Regionen im Gehirn betroffen sind, kann sie sich ganz unterschiedlich ausprägen. Eine Tatsache, die das Pflegepersonal vor große Herausforderungen stellt. Ich arbeite als Krankenschwester auf einer Station für ältere Menschen und kenne daher die Situation aus eigener Erfahrung. Deshalb kann ich auch jeden pflegenden Angehörigen verstehen, der sagt, er schaffe es nicht mehr, den Kranken allein zu Hause zu betreuen. Besonders bitter ist es für die alten Menschen, wenn sie bettlägerig werden. Wenn sie Glück haben, kommt alle zwei Stunden ein Pfleger vorbei und schaut nach ihnen. Doch viele machen Dienst nach Vorschrift, Zuwendung – ein gutes Wort oder eine Berührung – ist selten drin.
Damit sich meine Mutter in dem Heim auch wohlfühlt, haben wir ihr Zimmer schön eingerichtet, eigene Möbel hineingestellt, Bilder aufgehängt. Das kam zuerst gar nicht gut an. Das Personal wollte keine privaten Sachen im Zimmer dulden. »Das kommt alles wieder raus«, hieß es. Wir haben auch regelmäßig dafür gesorgt, dass Blumen da waren, an denen sich meine Mutter erfreuen konnte. Später hieß es dann: »Das ist das schönste Zimmer, das wir haben.«

Das Leben mit Demenz planen

Um demenzkranke Menschen weiterhin aktiv am Leben teilhaben zu lassen, ist es ganz wichtig, ihnen viele positive Sinneseindrücke zu ermöglichen.

»Gesunde verstehen demenzkranke Menschen oft falsch«

Ich habe immer Angst davor gehabt, meine Mutter in eine geschlossene Abteilung zu geben. Von außen wirkt so etwas außerordentlich deprimierend. »O Gott, wie furchtbar«, dachte ich, als ich die Bewohner das erste Mal dort herumschlurfen sah. Allerdings trügt der Schein wohl. Meine Schwester sagt sogar, dass meine Mutter jetzt viel ausgeglichener sei. Vielleicht verbirgt sich hinter dem Begriff »beschützende Abteilung« tatsächlich mehr als ein Euphemismus. Früher hat sie viel mehr Zeit in ihrem Zimmer verbracht, hat oft geschlafen. Unter den nichtdementen Bewohnern war sie immer diejenige, die nichts konnte, beim Mittagessen die Suppe verkleckerte und das Glas umstieß. Nie konnte sie an Gesprächen der anderen teilnehmen, weil sie ihre Inhalte nicht mehr verstand. In der »beschützenden Abteilung« wird darauf geachtet, dass die Bewohner nicht nur in ihren Zimmern hocken, sondern untereinander Kontakt haben. So scheint es doch gut zu sein, wenn demenzkranke Menschen einen Rahmen für sich haben, denn für Gesunde ist es meist schwierig, sie zu verstehen. Missverständnisse sind da oft vorprogrammiert.

»Manchmal ist es schwierig, die eigenen Gefühle zu verbergen«

Erst kürzlich habe ich selbst eine schwierige Situation mit meiner Mutter erlebt. Es war ein sonniger Tag und ich wollte ein wenig mit ihr spazieren gehen. Ich habe einen anderen Spazierweg vorgeschlagen als den, den sie für gewöhnlich nimmt. Meine Mutter hat sich von Anfang an geziert, mit mir mitzugehen, hat sich

Sorgen gemacht, dass etwas passieren könnte. »Es passiert sicher nichts und falls doch, drehen wir einfach um«, habe ich versucht, ihr Mut zu machen. Sie war hin- und hergerissen zwischen den eigenen Ängsten und dem Wunsch, es mir recht zu machen. Am Ende konnte sie sich doch nicht dazu überwinden, den zwar fremden, aber um vieles schöneren Weg zu nehmen. Meine Mutter hat sehr feine Antennen, was Stimmungen anbelangt, und muss wohl gespürt haben, dass ich über ihr mangelndes Vertrauen bitter enttäuscht war. Dennoch war nichts zu wollen. Später hat sie versucht, sich zu entschuldigen. Ich weiß zwar, dass sie eigentlich nichts dafür kann, trotzdem ist es manchmal schwierig für mich, meine negativen Gefühle nicht zu zeigen.

Ein anderes Mal musste sie während eines Spaziergangs plötzlich auf die Toilette. Ich bin mit ihr zu einem Bahnhof gelaufen. Dort aber weigerte sie sich, die Toilette auch zu benutzen. Irgendetwas hat ihr wohl nicht behagt, möglicherweise war die Toilettenschüssel niedriger als ihre eigene. »Was ist denn?«, habe ich sie gefragt. »Vorhin hast du doch noch so nötig gemusst, jetzt mach doch einfach.« Als ich ihr dabei helfen wollte, ist sie ausgeflippt. »Nein, nein!«, hat sie gerufen. Sie müsse gar nicht mehr. Obwohl ich den Umgang mit älteren Menschen gewöhnt bin, fällt es mir nicht leicht, mit solchen Situationen umzugehen. Es gibt Situationen, die wühlen Demenzkranke so auf, dass man schließlich gar nicht mehr an sie herankommt. Das Einzige, was man dann tun kann, ist, den Versuch abzubrechen und es zu einem späteren Zeitpunkt noch einmal zu probieren. Möglicherweise ist das Ereignis dann schon wieder vergessen.

»Angst davor, nicht mehr erkannt zu werden«

Auch mit dem Waschen ist es so eine Sache. Meine Mutter ist als kleines Kind einmal in einen Kessel mit heißem Wasser gefallen.

Dieses Trauma rückt heute wieder vermehrt in den Vordergrund. Anfangs hat sie abends noch geduscht. Heute aber mag sie sich nicht einmal mehr waschen lassen. »Ich kann doch nichts dafür«, entschuldigt sie sich dann. »Ich mag eben kein Wasser.« Solche Situationen sind schon sehr anstrengend und nicht immer fällt es leicht, geduldig zu bleiben. Am ehesten lässt sich damit umgehen, wenn man die Vergangenheit des Betroffenen sehr genau kennt.

Ich habe immer große Angst davor gehabt, dass meine Mutter mich eines Tages nicht mehr erkennt. Heute passiert es immer öfter, dass sie aus dem Mittagsschlaf erwacht und nicht mehr weiß, wer ich bin. Auch ihr Sprechvermögen wird zunehmend schlechter: Vieles, was sie mitteilen möchte, bekommt sie gar nicht mehr raus. Die Rollen haben sich mit der Zeit mehr und mehr vertauscht: Heute sind wir es, ihre Kinder, die für sie sorgen. Obwohl meine Schwestern und ich versuchen, alles für sie zu tun und möglichst oft bei ihr zu sein, ist das Pflegeheim ein Kompromiss. Spätestens, wenn meine Mutter bettlägerig werden sollte, wünsche ich mir eine andere Lösung für sie. Derzeit halte ich zusammen mit meiner Familie Ausschau nach einem größeren Haus, das es mir erlauben würde, sie zu mir zu nehmen. Meine Mutter hat zeitlebens alles in ihrer Kraft Stehende für uns getan. Davon möchte ich ihr ein wenig zurückgeben. In der letzten Phase ihrer Krankheit möchte ich gern ganz für sie da sein.

Neue Wohnformen für ältere Menschen – die Demenz-WG

Wenn Menschen mit Demenz nicht mehr alleine zu Hause oder bei ihren Angehörigen leben können oder wollen, muss entschieden werden, wie sie zukünftig leben und begleitet werden möchten. Eine freundliche Alternative zur Heimpflege können ambulante Wohngemeinschaften für Demenzkranke bieten. Dabei teilen sich in der Regel etwa sechs bis zwölf pflegebedürftige Personen eine gemeinsame Wohnung. Jeder Bewohner besitzt ein eigenes Zimmer, das er ganz nach seinen persönlichen Vorlieben einrichten kann. Gemeinschaftsräume, Küche und Bäder werden gemeinsam genutzt. Die Kranken werden rund um die Uhr betreut, ausgebildete Altenpfleger oder andere speziell im Umgang mit Demenzkranken geschulte Betreuer teilen und gestalten den Alltag mit ihnen. Pflegerische Tätigkeiten werden von ambulanten Pflegediensten übernommen. Diese Wohnform kann dem einzelnen Betreuungs- oder Pflegebedürftigen in manchem eher gerecht werden als ein großes Pflegeheim mit »Standardprogramm«. Durch die überschaubare Zahl der Bewohner können individuelle, noch vorhandene Fähigkeiten besser gefördert und dem Einzelnen – so weit noch möglich – mehr Verantwortung übertragen werden. Dennoch ist die WG kein Patentrezept für alle: Nicht jeder fühlt sich in einer solchen Gemeinschaft auch wohl. Zudem erfordert ihr Gelingen ein hohes Maß an Organisation und Eigeninitiative – sowohl von den Angehörigen als auch von den Bewohnern.

> Betreute Pflegegemeinschaften für demenzkranke Menschen bieten ihren Bewohnern Normalität und Raum für selbstbestimmtes Handeln.

Kosten und Information — INFO

In Demenz-WGs sind die Kosten für Miete, Lebenshaltung und Pflege etwa gleich hoch wie in einem Pflegeheim, je nach individuellem Pflegebedarf zwischen 2.000 und 3.000 Euro pro Monat. Die gesetzliche Pflegeversicherung beteiligt sich je nach Pflegestufe mit 384 Euro bis 1.432 Euro im Monat. Je nach Region übernehmen auch Sozialhilfeträger Kosten für Pflege-Wohngemeinschaften.
Eine Übersicht über Demenz-WGs in Deutschland gibt es im Internet unter www.demenz-wg.de

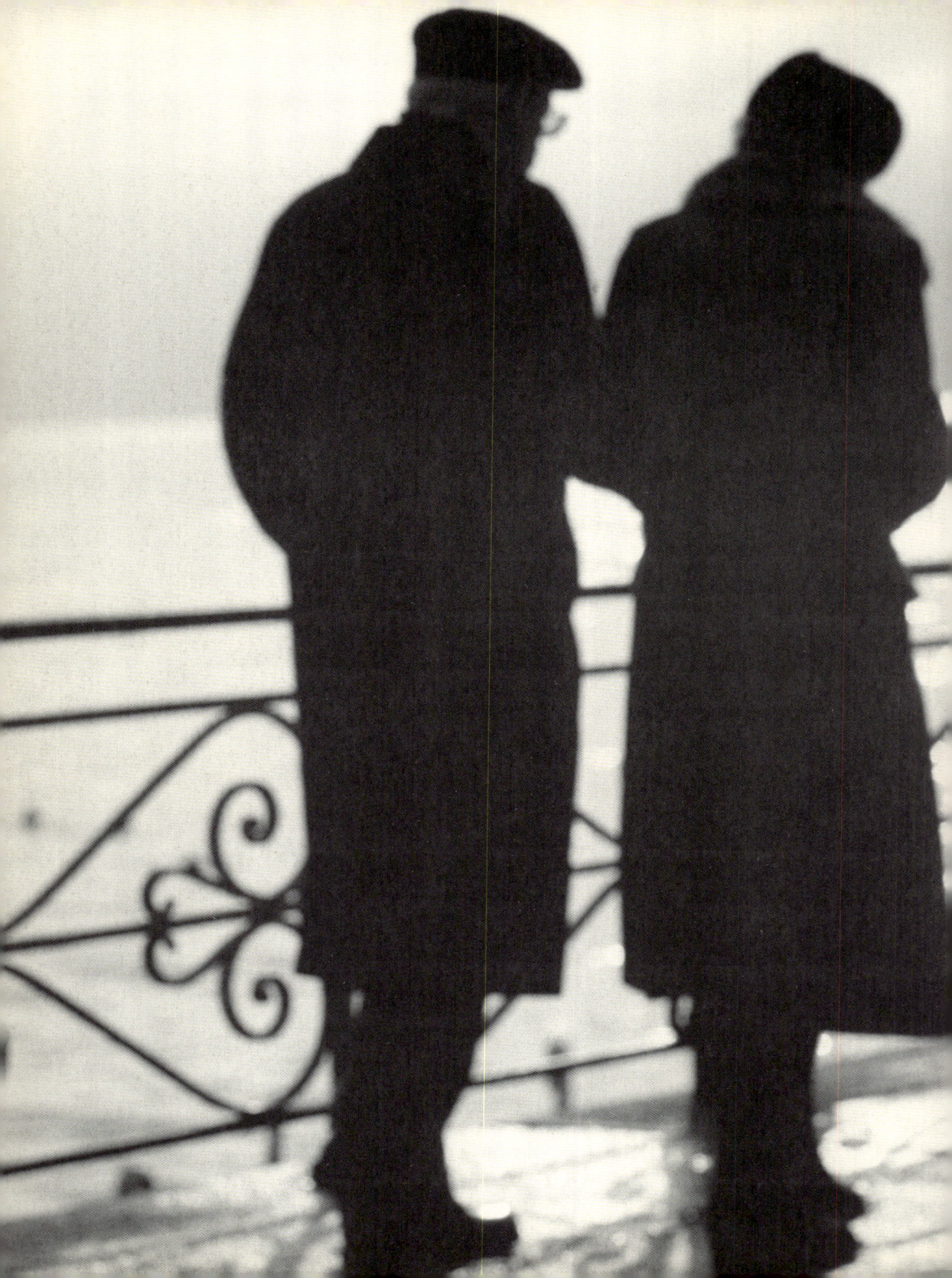

Sich im Alltag einrichten

Wie lässt sich die Lebensqualität von Menschen mit Demenz verbessern? – Demenzkranke fühlen sich dann am wohlsten, wenn ihr Alltag auf ihre Beeinträchtigung abgestimmt ist. Bereits kleine Anpassungen in der Wohnung sorgen dafür, dass der Erkrankte sich wieder besser zurechtfindet und sich selbst und andere nicht in Gefahr bringt. Ein gut strukturierter Tagesablauf vermittelt ebenfalls Sicherheit und mit zahlreichen Aktivitäten lassen sich verbliebene Fähigkeiten fördern. Wenn der Kranke sich geborgen, sicher und nützlich fühlt, trägt dies entscheidend zur Lebensqualität bei – sowohl der eigenen wie auch der pflegender Angehöriger.

Sich im Alltag einrichten

Orientierung und Sicherheit im Alltag

Demenzkranken Menschen gelingt es nicht mehr wie Gesunden, sich an ihre Außenwelt anzupassen. Deshalb sind sie darauf angewiesen, dass der Alltag auf ihre Bedürfnisse abgestimmt wird. Dazu gehört auch die Anpassung der Umgebung. Mit einfachen Mitteln können Angehörige ihren Kranken die Orientierung in der Wohnung erleichtern und ihnen dadurch noch für eine gewisse Zeit eine selbstbestimmte Lebensführung ermöglichen. Weil statistischen Erhebungen zufolge die Hälfte der Demenzkranken mindestens einmal im Jahr stürzt und sich zum Teil dabei schwer verletzt, sollten Sicherheitsvorkehrungen getroffen werden. Ein einfühlsamer Umgang sowie ein fester, ritualisierter Tagesablauf tragen ebenfalls dazu bei, dass die Erkrankten ihren Alltag noch lange eigenständig gestalten können. Im späten Stadium der Demenz stellen die verzerrte Wahrnehmung der Realität und zunehmend auch körperliche Störungen bei den Kranken die Pflegenden vor große Herausforderungen.

Lebensumstände an die Bedürfnisse des Kranken anpassen

Je mehr Hirnfunktionen im Laufe der Krankheit ausfallen, desto weniger erkennt ein Demenzkranker die Welt mit den ihm vertrauten Menschen und Gegenständen. Es fällt ihm zunehmend schwer, sich in seinem alltäglichen Umfeld zu orientieren. Damit steigt auch das Risiko, dass er sich und andere in Gefahr bringt, beispielsweise indem er vergisst, den Herd auszuschalten. Deshalb ist es wichtig, die Lebensumstände – so weit möglich – an die Bedürfnisse des Erkrankten anzupassen.

Egal ob demenzkranke Menschen allein oder zusammen mit einer Pflegeperson wohnen – die richtige Gestaltung der Wohnung hilft ihnen dabei, möglichst lange ein selbstständiges Leben zu führen.

Diese Faktoren sollten bei der Gestaltung des Wohnumfeldes berücksichtigt werden:
- Orientierungsprobleme
- Vergesslichkeit
- Fehleinschätzungen
- eingeschränktes Sicherheitsbewusstsein
- Geh- und Gleichgewichtsstörungen
- Seh- und/oder Hörschwächen

Selbstständigkeit in der Wohnung

Ein wichtiger Grundsatz bei der Anpassung der Wohnung an die Bedürfnisse Demenzkranker ist, ihnen die räumliche Orientierung zu erleichtern. Weil sie schon das Umstellen der Möbel zusätzlich verwirren kann, sollten nach einem Umzug Möbel und Erinnerungsstücke in der gewohnten Ordnung aufgestellt werden.

Veränderungen in der Wohnung sollten immer nur schrittweise und so behutsam wie möglich vorgenommen werden. Dabei ist es wichtig, immer nur solche Maßnahmen durchzuführen, die für das augenblickliche Stadium der Krankheit erforderlich sind. Damit sich der Kranke besser zurechtfindet, sollte der Wohnbereich möglichst einfach und übersichtlich gestaltet sein. Es empfiehlt sich, überflüssige Türen auszuhängen oder sie mit gut lesbaren Beschriftungen, Farben, Symbolen oder Fotos zu kennzeichnen. Häufig genutzte Wege wie der vom Schlafzimmer zur Toilette sollten auch nachts gut beleuchtet werden, beispielsweise mittels Bewegungsmeldern. Stabile Handläufe an den Wänden und zu beiden Seiten der Treppe helfen, alle Wege innerhalb der Wohnung sicher und problemlos zu bewältigen.

> **Anstatt aus Sicherheitsgründen oder aus praktischen Überlegungen heraus an ein Umräumen der Wohnung zu denken, sollten besonders im fortgeschrittenen Stadium der Krankheit besser Hinweisschilder mit Symbolen den Weg in das Bad oder zum Kühlschrank weisen. Auch das Aufstellen von Uhren und Kalendern kann eine Orientierungshilfe sein.**

»Das Wohlergehen des Kranken muss von außen steuerbar sein«

Dipl.-Psychologin Bettina Rath, Vorsitzende der Alzheimer Gesellschaft Mittelhessen, über die Grenzen des Alleinlebens bei Demenz

Frage Immer häufiger wohnen Familienmitglieder weit voneinander entfernt. Deshalb stellt sich vielen Angehörigen die Frage, ob sie allein lebende erkrankte Verwandte zu sich nehmen sollen beziehungsweise wie sie deren Versorgung am Wohnort sicherstellen können.

Bettina Rath Wer einen demenzkranken Angehörigen zu sich nimmt, sollte sich erst einmal darüber klar sein, dass es nicht allein damit getan ist, ihn beispielsweise in die Einliegerwohnung einzuquartieren, denn Demenzkranke benötigen viel Aufmerksamkeit und Zuwendung. Auch sollte dieses »Umquartieren« nicht gegen den Willen des Erkrankten geschehen, denn das geht in den meisten Fällen schief.

Frage Was können Angehörige tun, falls der Erkrankte sich weigert umzuziehen?

Bettina Rath Im fortgeschrittenen Krankheitsstadium wird das Alleinleben sicher nicht mehr möglich sein. Bis dahin aber sollten sich Angehörige vergewissern, dass der Kranke in ein Hilfenetz eingebunden ist, beispielsweise Freunde und Nachbarn sich um ihn kümmern. Je dichter und fester das Netz der sozialen Beziehungen ist, desto länger können Betroffene allein leben. Ergänzen lässt es sich durch professionelle Dienste. Es gibt Familien, die ein ausgeklügeltes System von Besuchen durch Angehörige, Nachbarn und Pflegedienste über den Tag organisiert haben. Allerdings sollten sich Angehörige ständig vergewissern, ob das Netz noch funktioniert. Wenn sie den Kranken nicht regelmäßig selbst besuchen können, können häufige Telefonate darüber Aufschluss geben, ob noch alles in Ordnung ist. Zusätzlich sollte sich eine vertrauenswürdige Person vor Ort regelmäßig ein Bild machen und den Angehörigen ihre Eindrücke mitteilen.

Frage Worauf sollten Angehörige besonders achten?

Bettina Rath Um gesund zu bleiben, müssen die Kranken regelmäßig essen und trinken. Oft ist es notwendig, sie daran zu erinnern und bei der Nahrungszubereitung zu unterstützen. Allein Essen auf Rädern liefern zu lassen genügt oft nicht. Eine Alternative ist der Besuch einer Tagespflege. Dort gibt es geregelte

Das Wohlergehen des Kranken muss von außen steuerbar sein

Interview

Mahlzeiten, bei denen darauf geachtet werden kann, dass der Erkrankte sie auch tatsächlich einnimmt. Ein weiterer Punkt ist die Körperpflege. Nur wenige Nachbarn oder Freunde sind in der Lage und bereit, bei dieser intimen Verrichtung Unterstützung zu leisten. Deshalb werden Pflegedienste üblicherweise mit solchen Arbeiten betraut. Generell muss es mit der körperlichen Hygiene aber nicht übertrieben werden. Solange der Kranke die tägliche »Katzenwäsche« noch selbst durchführen kann, reicht es aus, ein- bis zweimal monatlich einen Badetag zu organisieren.

Frage Wann sind die Grenzen des Alleinlebens erreicht?

Bettina Rath *Viele Demenzkranke entwickeln große Angst davor, allein zu sein, man sollte sie dann nicht in der eigenen Wohnung lassen. Die Grenzen des Alleinlebens sind grundsätzlich dann erreicht, wenn sich das Wohlergehen des Kranken allein durch Steuerung von außen nicht mehr gewährleisten lässt oder die Krankheit zu weit fortschreitet, der Erkrankte beispielsweise den Weg zur Toilette nicht mehr findet, sich selbst in Gefahr bringt oder inkontinent wird.*

Frage Wann ist der richtige Zeitpunkt für einen Umzug?

Bettina Rath *Im frühen Stadium der Krankheit ist es einfacher, einen demenzkranken Angehörigen – Vater, Mutter, die Oma oder den Opa – zu sich zu nehmen als zu einem späteren Zeitpunkt. Gerade älteren Menschen fällt es schwer, auf die vertraute Umgebung zu verzichten. Sie dient ihnen als Korsett. Entreißt man einen Demenzkranken während des mittleren Stadiums seiner vertrauten Umgebung, kann es zu einem massiven Leistungseinbruch kommen. Die Folge ist oft, dass ihn diese Veränderung stark verwirrt und er sich nur schwer davon erholt.*

Frage Wie kann man Betroffenen im späteren Krankheitsstadium den Umzug erleichtern?

Bettina Rath *Manchmal hilft es da, ein wenig zu tricksen. So können Angehörige beispielsweise den Umzug als Urlaub ankündigen. Dies ist aus ethischen Gründen sicherlich ein wenig fragwürdig, kann die Sache für den Kranken aber enorm erleichtern. Wenn die Demenzkranken ihrer neuen Umgebung mit positiven Gefühlen begegnen, fällt ihnen die Umstellung leichter.*

Sich im Alltag einrichten

Gut sichtbar aufgehängte Kalender, auf denen das aktuelle Datum hervorgehoben ist, und Uhren mit großen Zeigern ermöglichen es dem Kranken, sich auch zeitlich zu orientieren.

Demenzkranken Menschen die Angst nehmen

Ein Problem für Menschen mit Wahrnehmungsstörungen sind optische Täuschungen (Verkennungen). In schummriger Beleuchtung kann ein gesundes Gehirn fehlende visuelle Informationen ergänzen. Demenzkranke schaffen das nicht mehr. Deshalb ist in der Wohnung für eine helle und möglichst schattenfreie Beleuchtung zu sorgen. 500 Lux, so hell wie der Zeichentisch eines Architekten, sollten es sein. Im Schlafzimmer kann man, wenn der Kranke sich im Dunkeln ängstigt, ein kleines Licht brennen lassen oder Bewegungsmelder installieren, die beispielsweise auf das Heben des Arms reagieren.

Auch große, verschlungene Formen, wie etwa gemusterte Gardinen, können Trugbilder erzeugen. Tapeten und Teppiche sollten deshalb möglichst kontrastarm oder einfarbig sein. Spiegelnde Oberflächen können demenzkranke Menschen leicht mit Wasser oder Eis verwechseln. Um Spiegelungen zu vermeiden, sollten Fußböden, Türen, Wände daher möglichst nur mit einem matten Anstrich versehen sein. Dunkle Flächen oder Teppiche auf dem Fußboden täuschen Löcher vor und wirken bedrohlich.

> Mit einer hellen, möglichst schattenfreien Beleuchtung sowie einfarbigen Tapeten und Vorhängen lässt sich Wahnvorstellungen vorbeugen.

Für Sicherheit in der Wohnung sorgen

Auf glatten Böden können ältere Menschen leicht ausrutschen. Sturzgefahr bergen ebenfalls wulstige Teppichkanten, rutschende Läufer, lose im Raum liegende Telefonkabel oder enge Möbeldurchgänge in sich. Solche Stolperfallen lassen sich mit wenig Aufwand und Kosten beseitigen. Spitze Kanten an Schränken und Regalen, an denen sich der Kranke verletzen könnte, lassen sich abschleifen oder polstern. Das Glas von Glastüren und Vitrinen sollte gut sichtbar gemacht werden, damit es erkannt wird.

> **Ältere und demenzkranke Menschen haben ein erhöhtes Unfallrisiko. Um es so niedrig wie möglich zu halten, sollten Vorkehrungen getroffen werden.**

Bei Weglaufgefährdung hilft es, eine Türsicherung einzubauen, die entweder ein optisches oder ein akustisches Signal aussendet, wenn der Betreffende die Wohnung oder das Haus verlassen möchte. Manchmal reicht es aber auch schon aus, die Haustür mit einem Vorhang oder Wandschirm zu verdecken oder ein einfaches Klangspiel anzubringen, dessen Klimpern ebenfalls verrät, wann die Türe geöffnet wird. Fenster und Balkontüren in oberen Stockwerken

> **Fenster, Türen und Treppen sollten zum Schutz des Erkrankten gesichert werden.**

können mit abschließbaren Griffen oder schwer zu entriegelnden Sicherungssystemen ausgestattet werden, sodass sie sich entweder gar nicht oder nur ein Stück weit öffnen lassen. Wichtig ist es auch, die Schlüssel an Zimmertüren zu entfernen, weil sich der Betroffene sonst einschließt und nicht mehr herauskommt. Treppenabgänge

Technische Hilfen — INFO

Mittlerweile gibt es auf dem Markt spezielle Systeme zur Ortung vermisster Personen. Ein elektronischer Chip (Transponder) in Armbändern oder Schuhen beispielsweise kann helfen, einen Demenzkranken, der weggelaufen ist, wiederzufinden. Daneben werden auch Hilfsmittel zum Orten verlegter Gegenstände angeboten. Solche Geräte ähneln einer Fernbedienung und sind mit den Bildern wichtiger Objekte wie Schlüssel, Geldbeutel oder Brille versehen. Wird das entsprechende Objekt vermisst, kann der Demenzkranke einen Knopf drücken und dadurch ein Signal an dem vermissten, mit einem Chip ausgerüsteten Gegenstand auslösen.

Sich im Alltag einrichten

lassen sich mit einer Absperrung sichern, die so hoch sein muss, dass der Kranke sie nicht überwindet.

Auch jenseits der Wohnungstür gilt: Sicherheit ist das oberste Gebot. Damit der Kranke das Grundstück nicht unbemerkt verlassen kann, sollte der Garten unbedingt eingezäunt werden. Gartenwerkzeuge und auch Chemikalien, die eine Gefahr für den Kranken darstellen können, müssen außerhalb seiner Reichweite sicher verwahrt werden.

Problemzone Küche und Badezimmer

Besonders viele Gefahren für demenzkranke Menschen gehen von Küche und Badezimmer aus. Vergisst der Kranke beispielsweise in der Küche den Topf von der Herdplatte zu nehmen oder den Herd abzuschalten, besteht Brandgefahr. Hier lässt sich mit technischen Hilfen wie Herdsicherungssystemen oder programmierten Zeitschaltungen leicht Abhilfe schaffen. Sie unterbrechen die Stromzufuhr bei Überhitzung der Herdplatten. Es gibt aber auch Geräte wie Herd, Heizofen, Fernseher oder Bügeleisen auf dem Markt, die sich bei Erhitzung oder längerem Nichtgebrauch selbst abschalten. Preiswert und einfach zu installieren sind Rauchmelder. Außerdem ist darauf zu achten, dass Spül- und Putzmittel immer an einem sicheren Ort aufbewahrt werden, damit der Kranke sie nicht versehentlich mit etwas Ess- oder Trinkbarem verwechselt.

Mit technischen Sicherungssystemen lassen sich Unfälle wie ein Brand oder eine Überschwemmung vermeiden.

Weil Demenzkranke nicht mehr dazulernen können, ist es wichtig, darauf zu achten, dass der Kranke die Anwendung technischer Sicherungssysteme auch begreift und er durch sie nicht irritiert wird.

Für mehr Sicherheit im Bad sorgen feste Haltegriffe an Dusche, Badewanne und Toilette. Auch mit rutschfesten Matten in Wanne und Dusche lässt sich die Sturzgefahr mindern. Als sicherer und praktischer als die Badewanne erweist sich dabei oft ein Stuhl in der Dusche.

Großen Schaden können Überschwemmungen durch überlaufendes Badewasser anrichten. Mit Systemen, die nach einer bestimmten Menge den Wasserzufluss automatisch stoppen, lässt sich solchen Missgeschicken vorbeugen. Zu kaufen gibt es auch Armaturen, aus denen Wasser nur fließt, solange ein Stab am Wasserhahn gedrückt wird oder sich die Hand vor dem Infrarotsender unter dem Wasserhahn bewegt. Der Einbau einer speziellen Mischbatterie (Temperaturbegrenzer) verhindert zudem, dass sich warmes Wasser über eine bestimmte Temperatur hinaus erhitzt und den Kranken verbrüht. Falls er stürzt oder sich verletzt, kann er über ein Hausnotrufgerät, bestehend aus einem Basisgerät und einem als Armband, Kette oder Chip getragenen Funksender, schnell Hilfe herbeirufen. Allerdings ist bei allen technischen Sicherheitsvorkehrungen stets darauf zu achten, dass der Erkrankte ihre Anwendung auch begreift und durch sie nicht irritiert wird. Ihr Sinn und Zweck ist es ja, die Eigenständigkeit im Haushalt zu fördern und sie nicht noch weiter einzuschränken. Auch dürfen technische Hilfen unter keinen Umständen einen Ersatz für die persönliche Betreuung und Zuwendung darstellen.

Information und Beratung — INFO

Auskunft über hersteller- und händlerunabhängige Beratungsangebote in der Nähe des Wohnortes erteilt die Bundesarbeitsgemeinschaft Wohnungsanpassung e. V. www.wohnungsanpassung.de und die Deutsche Alzheimer Gesellschaft e. V. www.deutsche-alzheimer.de. Über technische Hilfen informiert die virtuelle Messe der Gesellschaft für Gerontotechnik unter www.virtuellemesse.com.

Die Kosten für Hilfsmittel und Anpassungsmaßnahmen in der Wohnung werden unter bestimmten Voraussetzungen ganz oder teilweise von den Pflege- oder Krankenkassen und Sozialämtern übernommen.

Sich im Alltag einrichten

Maßnahmen zu Erleichterung der Pflege

In einem späteren Stadium der Krankheit, wenn die Bewegungsfähigkeit des Erkrankten immer weiter abnimmt, werden die Hilfen sehr wichtig, die den Betroffenen in seiner Mobilität unterstützen und Angehörigen die Pflege erleichtern. In einem fortgeschrittenen Demenzstadium ist der Erkrankte meistens auf einen Rollator oder einen Rollstuhl angewiesen. Damit er sich damit ungehindert von Raum zu Raum bewegen kann, sollten die Türrahmen breit genug sein und der Boden keine Schwellen aufweisen.

Badewannenlifter, Pflegebett und spezielle Lösungen für die Toilettenbenutzung erleichtern die körperlich sehr anstrengende Pflege demenzkranker Menschen.

Eines der am häufigsten verwendeten Hilfsmittel bei der Pflege älterer Menschen ist der Badewannenlifter. Er hilft beim Überwinden des hohen Wannenrandes. Eine Alternative zur Badewanne ist der Einbau einer bodengleichen Dusche. Sie ermöglicht nicht nur einen einfachen und sicheren Einstieg, sondern sorgt auch für zusätzlichen Bewegungsspielraum im Bad.

Äußerst hilfreich ist auch ein spezielles Pflegebett, das die Krankenkassen bei Bedarf verleihen. Es sorgt gerade bei bettlägerigen Pati-

---

Information und Beratung — INFO

Was bezahlt die Pflegeversicherung?
Für zum Verbrauch bestimmte Hilfsmittel wie Einmalhandschuhe oder Bettschutzeinlagen gewährt die Pflegeversicherung bis zu 31 Euro im Monat. Technische Hilfen wie Pflegebetten, Lagerungshilfen und Notrufsysteme werden entweder leihweise zur Verfügung gestellt oder zu 90 Prozent der Kosten bezuschusst. Maßnahmen zur Verbesserung des Wohnumfeldes (pflegebedingte Umbaumaßnahmen) fördert die Pflegeversicherung mit bis zu 2.557 Euro je Maßnahme.

enten für einen besseren Liegekomfort. Weil es von mehreren Seiten her zugänglich ist, erleichtert es Angehörigen zudem die bei der Pflege notwendigen Handgriffe. An dritter Stelle rangieren Lösungen für die Toilettenbenutzung wie beispielsweise ein erhöhter Toilettensitz, spezielle Toilettenstühle und Haltegriffe.

Das Zusammenleben gestalten

Mit einer geduldigen und liebevollen Betreuung lassen sich Wohlbefinden und Lebensqualität Demenzkranker erheblich fördern. Als Faustregel gilt: Indem man für Sicherheit, Geborgenheit und Zuwendung sorgt, kann man die quälende Angst und Unsicherheit, unter der viele Demenzpatienten leiden, lindern.

Für Sicherheit sorgen eine vertraute, an die Bedürfnisse demenzkranker Menschen angepasste Umgebung und ein geregelter Tagesablauf mit festen Zeiten beispielsweise für Aufstehen, Körperpflege und Mahlzeiten oder Freizeitaktivitäten wie den nachmittäglichen Spaziergang.

Sicherheit und Geborgenheit zu vermitteln, die noch gesunden Anteile des Kranken zu fördern, die Selbstständigkeit im Alltag möglichst lange zu erhalten und krankheitsbedingte Rückzugstendenzen und Ängste abzubauen sind die Schlüssel zum Wohlbefinden demenzkranker Menschen.

Noch vorhandene Fähigkeiten lassen sich dadurch erhalten und fördern, dass man den Erkrankten in alltägliche Verrichtungen wie beispielsweise Wäsche zusammenfalten, Obst und Gemüse schneiden oder im Garten Blätter zusammenrechen miteinbezieht. Dabei kommt es weniger auf das Ergebnis an, sondern auf das Tun, die Freude am Aktivsein. Der Erkrankte kann so am Leben teilhaben und hat zudem das schöne Gefühl, gebraucht zu werden.

Einfache Tagesroutinen und ein vertrautes Umfeld sind für Menschen mit Demenz sehr wichtig.

Zu tun, was ihm Spaß macht, wirkt sich grundsätzlich positiv auf das Wohlbefinden des Kranken aus. Dabei kann man an seine Vorlieben

Sich im Alltag einrichten

und an seine Biografie anknüpfen. Vielleicht war er früher ein begeisterter Hobbygärtner und liebt es auch heute noch, durch den Garten zu streifen, beim Umtopfen oder Unkrautjäten zu helfen. Besonders gut tut auch körperliche Bewegung wie spazieren gehen, tanzen oder einfache gymnastische Übungen. Lässt das Wetter keinen Spaziergang zu, kann man gemeinsam mit dem Kranken alte Fotos ansehen, einfache Gesellschaftsspiele wie beispielsweise »Kniffel«, »Mensch ärgere dich nicht« oder »Memory« spielen, Musik von früher hören oder gemeinsam singen. Besonders Musik spricht die Gefühle der Kranken an, weckt lieb gewonnene Erinnerungen und stärkt so ihre Identität.

Eine der wichtigsten Grundregeln der Pflege von Menschen mit Demenz lautet: »aktivierende Pflege«. Gemeint ist damit, dass die noch verbliebenen Fähigkeiten des Erkrankten erkannt und gefördert werden müssen. Dies erfordert Zeit und Geduld.

> **Dinge zu tun, die Freude machen, steigert das Wohlbefinden und die Lebensqualität demenzkranker Menschen. Um solche Tätigkeiten herauszufinden, hilft ein Blick in die Biografie des Betreffenden.**

»Mitten im Leben«

Brigitte P., 65 Jahre, pflegt ihren alzheimerkranken Mann.

Obwohl die Alzheimerkrankheit meines Mannes schon recht weit fortgeschritten ist – die ersten Symptome traten bereits 1996 auf –, führen wir unser Leben so, als wäre er gesund. Wir unternehmen sehr viel zusammen. Alles ist ein wenig mühsamer, alles geht ein wenig langsamer, trotzdem stellen wir die Krankheit nicht in den Vordergrund. Wenn ich merke, es wird zu viel für ihn, schränke ich die Aktivitäten ein. Ansonsten: »Mein Mann ist krank«, dieser Satz kommt mir nicht über die Lippen. Zugegeben, manchmal ist er nicht so gut dran. Aber dennoch geht das Leben ganz normal weiter.

»Jeden Tag ein festes Programm«

Wir pflegen einen sehr geregelten Tagesablauf: Mein Mann steht morgens um acht Uhr auf. Dann wasche ich ihn, massiere ihn, kleide ihn an. Danach frühstückt er. Ich habe meistens schon vorher gefrühstückt, weil es mir sonst zu anstrengend würde. Anschließend machen wir zusammen Gymnastik. Dafür habe ich mir selbst einige einfache Übungen ausgedacht. Ich merke, dass ihm das gut bekommt. Er ist absolut beweglich. Nach der Gymnastik lasse ich ihm erst einmal Zeit, um sich auszuruhen. Danach setzt er sich meistens zu mir in die Küche. Ich gebe ihm dann etwas Gemüse zu schneiden. Es gibt Tage, an denen kann er es sehr gut. An anderen wiederum geht es überhaupt nicht. Dann machen wir es eben zusammen.

Ist er beschäftigt, kann ich in der Zwischenzeit kochen. Länger als zwanzig Minuten koche ich nie, denn alles, was länger dauert, habe ich am Vorabend bereits vorbereitet. Sind alle Vorbereitungen für das Mittagessen getroffen, gehen wir eine Stunde spazieren. Je nach Wetter fahren wir mit dem Auto an den Rhein oder gehen einfach nur in den Stadtpark. Eine Stunde an der frischen Luft aber muss sein. Hat er einen schlechten Tag, nehmen wir den Rollstuhl mit, den er für gewöhnlich schiebt. Wird es ihm zu anstrengend, kann er sich an Ort und Stelle ausruhen oder ich schiebe ihn den Rest des Weges.

»Wie Leute, die im Urlaub sind«

Nach dem Spaziergang essen wir zu Mittag. Danach ruht er sich etwas aus. Aber nicht länger als eine dreiviertel Stunde. Weil er nachts meist zwölf Stunden durchschläft, braucht er am Tag nicht viel Schlaf. Ich wünschte mir manchmal, es wäre ein bisschen mehr. Aber so ist es nun einmal. Ist er ausgeruht, gehen wir aus. Jeden Tag. Wenn die Sonne scheint, packe ich ihn ins Auto und wir machen einen Ausflug. Wir nehmen uns Brote mit, heißen Tee und essen auf einer Bank im Grünen. Früher sind wir auch manchmal ins Restaurant gegangen. Doch erstens ist das auf die Dauer zu teuer und zweitens würden ihn die vielen Leute dort überfordern. Außerdem: Was bestellen Sie? Er hat manchmal Schluckbeschwerden. Also muss ich aufpassen, was ich ihm gebe. Hin und wieder kommt es vor, dass ein Bissen statt in die Speiseröhre in die Luftröhre gelangt. Ich habe schon erlebt, dass er Pommes Frites gegessen hat und eine davon blieb stecken. Das war vielleicht eine Aufregung! Ich musste dann sehr beherzt einschreiten, ihn ganz fest in die Mangel nehmen, bis der verschluckte Bissen wieder rauskam. Für Außenstehende sieht das aus, als würde ich den Mann umbringen. Kurzum: Wir machen das nicht mehr. Lieber gehen wir spazieren oder besuchen ein Museum. Keine zu abstrakte Kunst, sondern eher etwas Gegenständliches. Das sieht er sich gern an. Anschließend belohnen wir uns und gehen gemütlich Kaffee trinken. Das geht gut. Den weichen Kuchen kann er problemlos hinunterschlucken. Danach fahren wir glücklich und zufrieden nach Hause. – Ganz wie Leute, die im Urlaub sind.

Wieder zu Hause, wird ein bisschen ausgeruht, Abendbrot gegessen. Nach dem Abendbrot spielen wir Ball zu etwas Musik im Hintergrund. Jeden Tag. An guten Tagen kann er sehr gezielt werfen und fangen. An ganz schlechten eben nicht so gut. Anschließend waschen, ausziehen und ins Bett. Es ist dann meistens viertel nach acht. Ich bin da immer ziemlich pünktlich, das ist besser so.

Weil wir so viele Tagesausflüge machen, fehlt mir eigentlich nichts. Das Leben ist etwas anstrengender geworden. Besonders die Nächte. Manchmal, wenn ich mich selbst nicht so gut fühle, wünschte ich mir, einmal mehr als drei Stunden am Stück schlafen zu können. Zum Glück habe ich seit anderthalb Jahren einmal am Tag eine Hilfe. Vorher habe ich alles allein gemacht. Die Hilfskraft, eine junge Frau, habe ich privat über eine Anzeige gefunden und bezahle sie auch selbst.

»Im Krankenhaus hieß es, es gehe zu Ende mit ihm«

Nachts muss ich immer mal wieder nach meinem Mann schauen. Weil die Schleimbildung in den Bronchien abends sehr stark ist, muss er auf der Seite einschlafen. Nach zweieinhalb Stunden drehe ich ihn dann auf die andere Seite. Er hat bereits zwei Lungenentzündungen hinter sich. Die letzte bekam er vergangenes Jahr im Winter. Es war sehr kalt draußen und meine damalige Hilfskraft ging mit ihm spazieren. Weil es so eisig war, sollte sie nur zwanzig Minuten fortbleiben. Sie hat ihn in seinen Rollstuhl gesetzt und kam erst zwei Stunden später wieder nach Hause. Für eine so lange Tour aber war er nicht warm genug eingepackt. Seine Gliedmaßen waren wie versteinert, richtig blau und erfroren. Ich war sehr böse. Vorher hatte er nie eine Lungenentzündung gehabt. Im Krankenhaus sagte man mir nach ein paar Tagen, es gehe zu Ende. So schlimm stand es um ihn. Als er aus dem Krankenhaus kam, war die Lungenentzündung noch nicht vollständig auskuriert. Deswegen bekam er schon bald eine zweite.

In unserer Nachbarschaft gibt es viele Leute in unserem Alter. Manche jünger als mein Mann, manche etwas älter, aber alle gesund. Dennoch erlebt mein Mann mehr als all diese Gesunden. Jeden Dienstag gehen wir zusammen schwimmen. Bis zum vergangenen Sommer sind wir ins Hallenbad gefahren. Doch plötzlich hat ihm die Größe des Bades Angst eingejagt. Bis dahin war er immer wunderbar geschwommen. Doch auf einmal fürchtete er sich vor den vielen Leuten: »Hilfe, Hilfe, ich bin erschossen worden!«, brach es plötzlich aus ihm heraus. »Ach, das macht doch nichts«, habe ich versucht, ihn zu beruhigen. »Schwimm einfach weiter.« Aber die Angst lähmte ihn. Und da war mir klar, ich muss mir etwas anderes einfallen lassen. Jemand erzählte mir daraufhin, dass das Thermalbad in einem nahe gelegenen Kurort recht klein sei. Und dort fühlte er sich auch auf Anhieb wohl. Natürlich muss ich im Blick behalten, wann er das letzte Mal auf der Toilette war. Eine Stunde hält es gut und meistens habe ich die Situation im Griff. Im Sanitätshaus gibt es zudem spezielle Badehosen für Menschen mit Inkontinenz.

»Ich gehe nirgends ohne ihn hin«
Als wir das erste Mal im Thermalbad waren, haben die anderen Gäste und der Bademeister gedacht: »O je, was wird denn das?« »Heben wir ihn doch rein!«, haben sie vorgeschlagen. »Nein, das brauchen Sie nicht«, habe ich gesagt. »Wenn ein Geländer da ist, kann er allein ins Wasser gehen.« Einige haben dann nicht schlecht darüber gestaunt, wie gut mein Mann noch schwimmen kann. Heute werden wir jedes Mal herzlich willkommen geheißen. Das ist kein Einzelfall: Die Resonanz, die ich bekomme, ist meistens positiv. Sowohl von unseren Bekannten als auch von Fremden, die wir bei unseren Unternehmungen treffen. »Ich finde es wunderbar, dass man mal einen demenzkranken Menschen sieht, der trotzdem normal weiterlebt«, bekomme ich oft zu hören. Das gibt mir sehr viel Kraft.

Unsere Unternehmungen sind schon mit einigem Aufwand verbunden, aber er lohnt sich. Er lohnt sich enorm. Ich wäre ganz unglücklich, wenn ich wüsste, mein Mann am Leben nicht mehr teilhaben könnte. Auch gehe ich nirgends ohne ihn hin. Selbst zum Einkaufen nehme ich ihn mit. Ich setze ihn in den Rollstuhl – es finden sich immer Leute, die mir dabei helfen –, wir fahren dann gemeinsam die Regale ab und ich sage ihm, welche Lebensmittel er in den Korb legen soll. So nimmt er am Alltag immer noch teil. Das geht ganz wunderbar. Er ist mitten im Leben und so soll es auch sein.

»Bis zum Bauchnabel im eigenen Kot«

Nach der schweren Lungenentzündung meines Mannes hatte ich eine Zeit lang sehr viel Arbeit. Meine Hilfskraft hatte mich damals kurzfristig verlassen und es dauerte einige Wochen, bis ich Ersatz gefunden hatte. Damals hatte ich eine Erkältung, um die ich mich aber nicht kümmern konnte und die deshalb immer schlimmer wurde. Schließlich bekam ich vierzig Grad Fieber. Trotzdem habe ich weitergemacht wie bisher. Was blieb mir schließlich auch anderes übrig? Und dann bekam ich eine schwere Lungenentzündung. Eigentlich hätte ich ins Krankenhaus gemusst, was ich zunächst auch vorhatte. Alle Vorbereitungen hierfür waren bereits getroffen: Ich hatte in einem Pflegeheim angefragt, ob sie meinen Mann nicht für ein paar Tage aufnehmen könnten. Kein Problem, sagte man mir. Mein Sohn hat ihn hingefahren. Ich selbst habe mein Köfferchen gepackt und sollte am nächsten Mittag in die Klinik. Zuvor wollte ich mich vergewissern, ob mein Mann auch gut untergebracht war. Kurz nach zehn war ich bei ihm. Was ich dort sah, war unerträglich. Nur im Unterhemd lag er in seinem Bett, bis zum Bauchnabel mit Kot beschmiert. »Schauen Sie sich das an«, habe ich der Pflegerin gesagt. »Wie kann das passieren?« Sie müsse morgens zehn Leute fertig machen, erklärte sie mir. Und mein Mann sei eben noch nicht an der Reihe. Also habe ich nach dem Leiter des Pflegeheims geschickt. Großes Theater. Schließlich habe ich auf eigene Rechnung einen Krankenwagen bestellt und bin mit meinem Mann nach Hause gefahren. Das Krankenhaus habe ich kurzerhand abgesagt. Meine Erkrankung hat sich dadurch natürlich noch lange hingezogen. Ich konnte sie ja nicht auskurieren. Aber irgendwann war es dann gut. Eine Zeit lang war es nicht leicht, trotzdem haben wir es ganz gut gemeistert. Ich habe damals niemandem erzählt, wie schlecht ich selbst dran war. Mitleid hätte mir in dieser Situation auch nicht weitergeholfen.

Sich im Alltag einrichten

»Die Dinge möglichst nicht verschieben«

Trotz meiner Krankheit war das vergangene Jahr ein gutes für uns. Solange wir zusammen sind, ist es egal, dass einer weniger gut kann als der andere. Ich denke, es gibt so viele, die nicht mehr so gut können. Das ist aber kein Grund, am Leben nicht mehr teilzunehmen.

Letztes Frühjahr, als er noch besser sprechen konnte, habe ich ihn einmal gefragt: »Sag mal, Günter, würdest du das alles auch für mich tun?« »Nein«, war seine Antwort, »aber du bist mir auch zu schade dafür.« Das ist doch allerhand, habe ich gedacht. Aber es hat mich auch versöhnt, weil ich gesehen habe, er weiß es zu schätzen. Wenn ich Angehörigen einen Rat geben müsste, dann wäre das dieser: Erst muss man lernen, die Krankheit zu akzeptieren, und das kommt langsam. Dann aber sollte man den Betroffenen nicht ausschließen, sondern versuchen, so normal wie möglich weiterzuleben. Die Dinge einfach tun und nichts auf morgen verschieben, denn morgen kann man es vielleicht schon nicht mehr. Und ganz wichtig: sich frühzeitig eine Hilfe suchen. Für Hausarbeiten und auch zur persönlichen Betreuung des Kranken. Nur so behält man bis zum Ende die Kraft.

Demenzkranke Menschen verstehen

Nicht immer fällt es leicht, das Verhalten demenzkranker Menschen zu verstehen. Die vermeintliche Eigenwilligkeit und Starrsinnigkeit können Angehörige leicht zur Verzweiflung treiben. Deshalb ist es wichtig zu begreifen, dass der Erkrankte sich nicht absichtlich so verhält, sich sein Verhalten also nicht gegen den Angehörigen richtet. Dahinter verbergen sich vielmehr Ängste, die zunehmende Unfähigkeit, Situationen richtig einzuschätzen, das verzweifelte Bedürfnis, an Gewohn-

Viele Ängste prägen das Leben von demenzkranken Menschen.

tem festzuhalten, und mangelnde Umstellungsfähigkeit gegenüber neuen und rasch wechselnden Eindrücken. Angehörige sollten daher nicht versuchen, den Erkrankten von ihrer Sicht der Dinge zu überzeugen, sondern sich so weit wie möglich auf seine Welt einlassen. Dabei kann es manchmal helfen, die Perspektive zu ändern und gedanklich in die Rolle des Kranken zu schlüpfen.

Häufige Probleme im Alltag

Im Verlauf einer Demenz schwindet nicht nur die geistige Leistungsfähigkeit und mit ihr Gedächtnis, Denken und Sprache, sondern es kommt auch zu zahlreichen Verhaltensänderungen. Sie können das Zusammenleben mit dem Erkrankten äußerst anstrengend machen. Für das frühe Krankheitsstadium sind Misstrauen und Argwohn, andererseits aber auch Depression und Unsicherheit kennzeichnend. Im mittleren Krankheitsstadium treten ziellose Unruhe und Aggressivität, aber auch wahnhafte Gedanken und Sinnestäuschungen auf.
Im fortgeschrittenen Stadium stehen Unruhe und Schlafstörungen im Vordergrund. Auch körperliche Störungen wie Inkontinenz oder Schluckbeschwerden treten zunehmend auf.
Weil jeder Mensch anders ist, gibt es kein Patentrezept im Umgang mit Demenzkranken. Vielmehr empfiehlt es sich, das »merkwürdige« Verhalten des Kranken in aller Ruhe zu beobachten, nach den Ursachen zu suchen und anschließend neue Wege auszuprobieren. Wenn es so nicht geht, geht es vielleicht anders. Um das Verhalten Demenzkranker besser zu verstehen, hilft es, sich zu informieren und die Erfahrungen anderer Angehöriger zu nutzen. Hilfreiches praktisches Wissen lässt sich durch entsprechende Lektüre, in

Es gibt kein Patenrezept für den Umgang mit demenzkranken Menschen. In schwierigen Situationen empfiehlt es sich, gelassen zu bleiben, den Kranken genau zu beobachten und herauszufinden, was ihn ängstigt oder aufregt. Ein häufiger Auslöser für schwieriges Verhalten ist Überforderung.

> Sich im Alltag einrichten

Beratungsgesprächen, über den Austausch mit anderen Betroffenen sowie in speziellen Kursen für Angehörige erwerben.

Auf den folgenden Seiten sind typische Problemsituationen, ihre Gründe und Verhaltensempfehlungen für Angehörige dargestellt.

Wenn die Sprache geht – Probleme mit der Verständigung

Im Verlauf einer Demenz bereitet die Kommunikation zunehmend Schwierigkeiten. Der Erkrankte versteht die Sprache immer weniger, Wortschatz und Ausdrucksfähigkeit verarmen und seine Mitteilungen werden undeutlicher. Dadurch kommt es im täglichen Miteinander leicht zu Missverständnissen, die wiederum zu Verwirrung und Ärger führen können. Folgendes sollten Sie bei Gesprächen mit dem Kranken beherzigen:

- Sprechen Sie langsam, deutlich und in kurzen Sätzen. Schauen Sie dem Kranken dabei ins Gesicht und unterstützen Sie Ihre Worte durch entsprechende Mimik und Gestik.
- Geben Sie immer nur eine Information auf einmal, wiederholen Sie wichtige Informationen, wenn nötig.
- Achten Sie vermehrt auf Mimik, Gestik und Körpersprache des Kranken.
- Schalten Sie störende Hintergrundgeräusche wie Radio oder Fernseher aus.
- Vermeiden Sie unnötige Korrekturen, da sie den Kranken beunruhigen und beschämen.
- Vermeiden Sie Fragen, die der Kranke wegen seiner Gedächtnisstörungen nicht beantworten kann. Dazu gehören Fragen, die beispielsweise mit »wo«, »was«, »wann« und »wer« anfangen, etwa: »Was hast du zu Mittag gegessen?«, »Wo bist du gewesen?«
- **Wichtig** Durch die beständig wachsenden Sprachbarrieren läuft

der Kranke Gefahr, sich immer mehr in sich selbst zurückzuziehen. Fordern Sie ihn deshalb auf, sich mitzuteilen. Haken Sie nach, wenn er etwas sagen möchte, und helfen Sie ihm behutsam das richtige Wort zu finden. Manchmal lässt sich die Verständigung auch durch Fragen verbessern wie: »Wolltest du mir gerade sagen, dass …?«

»Ich bin zu nichts mehr zu gebrauchen« – Depressionen

Besonders in der frühen und mittleren Krankheitsphase leiden viele demenzkranke Menschen unter depressiven Verstimmungen. Sie merken, dass etwas mit ihnen nicht stimmt, sie immer schlechter mit ihrer Umwelt zurechtkommen und zunehmend Hilfe benötigen. Auch positive Erlebnisse durch berufliche Erfolge, Anerkennung in der Familie, das Gelingen von Vorhaben gibt es immer seltener. Die Kranken fühlen sich dadurch oft niedergeschlagen und traurig. Gelegentliche »graue Tage« werden meistens durch Enttäuschungen oder Überforderung ausgelöst, gehen aber in der Regel schnell wieder vorüber. Schwere und anhaltende Depressionen hingegen lassen sich mithilfe von Medikamenten bessern.

Tipps
- Besprechen Sie die Veränderungen mit Ihrem Hausarzt. Er kann entscheiden, ob eine behandlungsbedürftige Depression vorliegt.
- Versuchen Sie herauszufinden, ob bestimmte Enttäuschungen oder Überforderungen die Niedergeschlagenheit ausgelöst haben.
- Versuchen Sie den Betroffenen aufzumuntern, indem Sie ihm so viele Erfolgserlebnisse wie möglich verschaffen. Ermuntern Sie ihn beispielsweise, sich mit Dingen zu beschäftigen, die er mag. Das lenkt ab und vertreibt die Schwermut.

Sich im Alltag einrichten

Auf Schritt und Tritt – ständiges Hinterherlaufen und Nachfragen

Der Kranke weicht Ihnen nicht von der Seite, stellt immer wieder dieselben Fragen. Ist es schon zwölf Uhr? Wann gibt es denn Mittagessen? Kommt der Besuch bald? Und Ähnliches. Die Antworten hat er dann sofort wieder vergessen, manchmal auch gar nicht verstanden.
Ein solches Verhalten kann für den Angehörigen sehr lästig und erschöpfend sein. Ihnen fällt es dann oft schwer, trotzdem ruhig und geduldig zu bleiben, nicht die Nerven zu verlieren, den Kranken nicht zurechtzuweisen oder gar mit ihm zu schimpfen.

Wichtige Hinweise:
- Wenn Sie am liebsten aus der Haut fahren möchten, ist dies zwar nur zu verständlich, bringt aber in solchen Situationen nichts. Ständiges Nachfragen und Hinterherlaufen ist eine Folge zunehmender Gedächtnis- und Orientierungsprobleme. Der Kranke verliert sein Zeitgefühl. Mit dem ständigen Nachfragen will er sich Orientierung verschaffen oder in engem Kontakt zu einem vertrauten Menschen bleiben. Deshalb sollten Sie versuchen, ruhig und freundlich zu antworten, zu beruhigen und Sicherheit zu geben.
- Damit der Kranke das Gefühl hat, in Kontakt zu bleiben, sprechen Sie möglichst viel mit ihm. Erklären Sie ihm beispielsweise, was Sie gerade tun und dass er keine Angst zu haben braucht, wenn er Sie kurz mal aus den Augen verliert. Organisieren Sie den Tag nach einem festen Zeitplan und sorgen Sie für möglichst viel Routine. Das hilft dem Kranken, sich besser zu orientieren, und verleiht ihm ein Gefühl der Sicherheit. Betonen Sie Vertrautes und vermeiden Sie wenn es geht Veränderungen.
- Termine sollten erst kurz vorher oder gar nicht mitgeteilt werden, um den Kranken nicht zu beunruhigen.

Das ewige Hin und Her – ziellose Unruhe

Rastlosigkeit, zielloses Umherwandern und Unruhe sind typische Phänomene bei demenzkranken Menschen. Die Betroffen fühlen sich getrieben, meinen ununterbrochen etwas erledigen zu müssen, ohne jedoch zu wissen, was sie eigentlich tun wollen. Auch vergessen sie binnen weniger Minuten, was sie vorher gemacht haben. Dieses Verhalten lässt sich damit erklären, dass die Erkrankten zielgerichtete Handlungsabläufe nicht mehr ausführen können, aber trotzdem den Impuls verspüren, etwas zu tun. Aufgrund von Gedächtnisstörungen kommt es zu ständigen Wiederholungen. Ziellose Unruhe und Umherwandern können aber auch Ausdruck mangelnder Beschäftigung sein.

Wichtige Hinweise:
- »Laufen lassen« ist oft die beste Lösung. Wenn Demenzkranke ziellos in der Wohnung umherlaufen, greifen Sie diesen Bewegungsdrang als Anregung zu einem Spaziergang auf und begleiten Sie den Kranken auf seiner Wanderschaft.
- Sorgen Sie für ausreichend körperliche Bewegung, indem Sie beispielsweise ausgedehnte Spaziergänge mit ihm unternehmen.
- Um die Unruhe zu mildern, hilft es manchmal, den Angehörigen sinnvoll zu beschäftigen, ihn beispielsweise Kartoffeln oder Äpfel schälen, Wäsche zusammenlegen, Staub wischen, Gegenstände sortieren oder Blumen gießen zu lassen.
- Wenn jemand öfter das Haus verlassen möchte, kann es helfen, die Haustür hinter einem Vorhang oder Wandschirm zu »verstecken«. Für den Fall, dass der Kranke allein unterwegs ist, empfiehlt sich ein Armband oder Anhänger mit Name und Telefonnummer, entsprechende Etiketten in der Kleidung oder ein Zettel in der Handtasche. Informieren Sie auch Ihre Nachbarn darüber, dass der

Sich im Alltag einrichten

Kranke weglaufen könnte, und bitten Sie darum, in diesem Fall umgehend informiert zu werden.
- Falls der Kranke sehr unruhig ist, sprechen Sie mit dem Arzt darüber.

Verfolgt, verängstigt und bestohlen – Wahnvorstellungen und Halluzinationen

Viele demenzkranke Menschen leiden unter wirklichkeitsfernen Überzeugungen (Wahnvorstellungen). Manchmal glauben sie dann bestohlen worden zu sein und bezichtigen ihre Angehörigen des Diebstahls. Oder sie fühlen sich von Fremden verfolgt, erkennen das eigene Spiegelbild nicht mehr und glauben stattdessen, ein Fremder stünde ihnen gegenüber. Seltener bei Demenzkranken sind Sinnestäuschungen (Halluzinationen). Sie sehen dann etwas, das es gar nicht gibt, hören nicht vorhandene Stimmen und Geräusche oder riechen etwas, das andere nicht wahrnehmen.

Wichtige Hinweise:
- Nehmen Sie es keinesfalls persönlich, wenn Ihr demenzkranker Angehöriger Ihnen vorwirft, ihn bestohlen zu haben. Machen Sie sich klar, dass sich das Verhalten des Kranken nicht gegen Sie richtet. Wirklichkeitsferne Überzeugungen sind vielmehr Versuche, eine unübersichtliche und ängstigende Situation zu verstehen.
- Suchen Sie gemeinsam mit dem Kranken nach verloren gegangenen Gegenständen, von denen er meint, sie seien ihm gestohlen worden.
- Versuchen Sie nicht, dem Kranken seine Wirklichkeit auszureden. Wenn er sich ängstigt, versuchen Sie ihn zu beruhigen und zu trösten. Auch sanftes Händehalten kann tröstlich wirken. Manchmal hilft es zudem, gemeinsam mit dem Kranken einen Kontrollgang

zu unternehmen, um ihm zu zeigen, dass kein Eindringling in der Wohnung ist.
- Vermeiden Sie Reizüberflutung durch Fernsehen oder Radio, sorgen Sie für ausreichend Helligkeit im Raum, sodass keine dunklen Ecken entstehen. Wenn der Erkrankte sich vor seinem Spiegelbild fürchtet, entfernen Sie den Spiegel oder decken Sie ihn ab.

Wut im Bauch – Aggressionen

Menschen mit Demenz verhalten sich oft aggressiv. Sie gehen in Abwehrstellung, wehren sich gegen gut gemeinte Hilfeangebote etwa beim An- oder Auskleiden, beim Essen oder im Bad, beschimpfen die Pflegenden und werden auch schon einmal handgreiflich – und dies alles ohne ersichtlichen Grund für die Angehörigen. Viele dieser heftigen Gefühlsäußerungen entstehen dadurch, dass der Kranke seine Fähigkeiten überschätzt. Will man ihm helfen, fühlt er sich gekränkt und gedemütigt. Oft befindet er sich subjektiv in einer früheren Lebensphase, will beispielsweise seine Eltern besuchen. Konfrontiert man ihn mit der Wirklichkeit, dass die Eltern längst nicht mehr leben, reagiert er zornig. Überforderung durch zu viele Reize (z.B. hoher Geräuschpegel, viele Menschen) kann ebenfalls aggressives Verhalten auslösen. Überfordert fühlt sich der Kranke auch dann, wenn er ständig mit Anweisungen oder Erklärungen konfrontiert wird, die er nicht mehr umsetzen oder verstehen kann.

Wichtige Hinweise:
- Nehmen Sie das Verhalten des Erkrankten nicht persönlich, denn es ist nur eine Reaktion auf quälende Gefühle wie Angst, Unsicherheit und Verzweiflung.
- Zu argumentieren nützt in solchen Situationen meistens nichts, sondern heizt den Konflikt nur unnötig an. Versuchen Sie stattdes-

sen den Kranken beispielsweise mit etwas Angenehmem – einer bevorzugten Fernsehsendung oder schöner Musik – abzulenken. Wenn sich die Lage wieder entspannt hat, versuchen Sie herauszufinden, womit Sie ungewollt seinen Zorn heraufbeschworen haben. Wurde sein Stolz, seine Ehre, sein Schamgefühl verletzt? Fühlt er sich überfordert und hilflos? Waren die äußeren Umstände zu unübersichtlich?
- Sorgen Sie auch für Ihre eigene Sicherheit.
- Falls Aggressionen häufig vorkommen, sprechen Sie mit dem Arzt über Medikamente, die die überschießenden Gefühlsreaktionen mildern.

Nächtliches Umherwandern – Schlafstörungen

Im fortgeschritteneren Stadium der Krankheit leiden die meisten Demenzkranken unter Schlafstörungen. Sie sind nachts hellwach, wandern in der Wohnung umher, suchen im Kühlschrank nach etwas Essbarem. Für Angehörige, die dadurch oft um ihren eigenen, bitter nötigen Schlaf gebracht werden, ist dies sehr anstrengend. Grund für die nächtliche Schlafstörung ist, dass bei Demenzkranken die innere Uhr nicht mehr richtig funktioniert, aber auch äußere Zeitgeber wie der Wechsel von Hell und Dunkel oder Essenszeiten nicht mehr ausreichend wahrgenommen werden. Dies führt zu einem unregelmäßigen Schlaf-wach-Rhythmus und ruft Ängste hervor, die wiederum zu Unruhezuständen und Schlafstörungen führen.

Tipp
- Unternehmen Sie am Tag regelmäßig Spaziergänge und sorgen Sie auch sonst für ausreichend Bewegung. Halten Sie den Kranken davon ab, tagsüber zu häufig oder zu lange ein Nickerchen zu machen.

- Gestalten Sie das Zubettgehen nach einem festen Ritual und möglichst angenehm.
- Geben Sie dem Kranken tagsüber viel, vor dem Schlafengehen aber nur noch in Maßen zu trinken, damit er nachts nicht allzu oft auf die Toilette muss.
- Bei hartnäckigen Schlafstörungen, die Sie wach halten und Ihnen die Kraft rauben, sprechen Sie mit dem Arzt über eine behutsame medikamentöse Behandlung.

Kein Achten auf Sauberkeit – Vernachlässigung der Körperpflege

Im Verlauf der Krankheit kommt es vor, dass der Betroffene seine Körperpflege immer weiter vernachlässigt, auch dann, wenn er früher sehr reinlich war. Demenzkranke Menschen können vergessen zu baden oder sie sehen die Notwendigkeit, sich zu waschen, nicht länger ein. Manche behaupten dann, sich gewaschen zu haben, obwohl dies gar nicht der Fall ist. Manchmal vergessen sie aber auch, wie man sich wäscht oder duscht oder sie haben Angst, in eine Badewanne zu steigen.

Wichtige Hinweise:
- Versuchen Sie das Baden so angenehm und entspannt wie möglich zu gestalten, verwenden Sie beispielsweise kuschelig weiche Handtücher oder ein angenehm duftendes Badeöl.
- Weigert sich der Erkrankte partout zu baden, brechen Sie den Versuch ab und probieren Sie es zu einem späteren Zeitpunkt noch einmal. Möglicherweise hat sich dann seine Laune verändert.
- Manchmal ist es einfacher, den Erkrankten zu duschen als zu baden. Denjenigen, der es nicht gewohnt ist, kann es aber auch abschrecken.

Sich im Alltag einrichten

- Lassen Sie den Erkrankten so viel wie möglich selbst tun. Machen Sie ihm vor, wie man sich wäscht. Manchmal reicht ein kleiner Anschub, um das Körpergedächtnis zu aktivieren, und der Kranke kann dann selbstständig weitermachen.
- Wenn der Erkrankte sich schämt, kann es helfen, wenn Sie ihm erlauben, einzelne Körperteile auch während des Badens bedeckt zu halten.
- Achten Sie auf Sicherheit: Handgriffe über der Badewanne sowie rutschfeste Matten können der Angst, auszurutschen und zu stürzen, entgegenwirken.
- Wenn Baden zu Konflikten führt, kann Waschen im Stehen besser sein. Verabschieden Sie sich von übertriebenen Reinlichkeitsvorstellungen. Meistens reicht eine »Katzenwäsche« am Tag, die der Erkrankte selbst vornimmt, aus. Achten Sie darauf, dass er die Unterwäsche regelmäßig wechselt.
- Wenn Sie bei diesen Verrichtungen immer wieder Probleme haben, bitten Sie jemand anderen, es zu tun, oder schalten Sie einen professionellen Pflegedienst ein.

Thema Kleidung

Menschen mit Demenz können vergessen, wie man sich ankleidet, und sehen die Notwendigkeit, Kleider zu wechseln, nicht ein. Manche erscheinen unpassend gekleidet in der Öffentlichkeit.

Wichtige Hinweise:
- Legen Sie die Kleider in der Reihenfolge bereit, in der sie angezogen werden müssen.
- Wählen Sie bequeme Kleidungsstücke aus, in denen der Kranke sich wohlfühlt.
- Vermeiden Sie dabei Kleidung mit zu komplizierten Verschlüssen.

Ein heikles Thema – Inkontinenz

Unter Inkontinenz wird die fehlende oder mangelnde Fähigkeit des Körpers verstanden, den Blasen- oder Darminhalt zu halten. Demenzkranke spüren in der Regel noch lange, wann sie zur Toilette gehen müssen, finden aber vielleicht das WC nicht oder wissen nicht mehr, was sie dort tun sollen. Erst in einem späteren Stadium tritt wirkliche Inkontinenz ein.

Wichtige Hinweise:
- Hängen Sie ein Bild an die Tür, damit der Kranke erkennt, dass es sich um das WC handelt. Lassen Sie die Tür zur Toilette offen und das Licht brennen, damit sie einfach zu finden ist.
- Achten Sie darauf, dass sich die Kleidung leicht öffnen oder abstreifen lässt.
- Begleiten Sie den Kranken regelmäßig auf die Toilette und helfen Sie ihm, wenn nötig, beim Aus- und Ankleiden. Sollte der Kranke sich zieren, kann es helfen, ihn für diesen Moment abzulenken, ihm beispielsweise etwas Freundliches ins Ohr zu flüstern und ihn dann ganz nebenbei auf den Toilettensitz zu dirigieren.
- Geben Sie dem Kranken tagsüber viel, vor dem Zubettgehen aber nur noch mäßig zu trinken.
- Ein Nachttopf oder ein Toilettenstuhl in der Nähe des Bettes kann sehr hilfreich sein.
- Mit speziellen Unterlagen lassen sich Bett und Sitzmöbel vor Urin und Stuhl schützen. Einen weiteren Schutz bieten sogenannte »körpernahe aufsaugende Hilfsmittel« wie Vorlagen oder Inkontinenzhosen, deren Auswahl sich nach der Ausscheidungsmenge richtet. Zu empfehlen sind dreiteilig aufgebaute Systeme aus einem Vlies, einer flüssigkeitsbindenden und einer flüssigkeitsabweisenden Schicht. Sie sorgen dafür, dass die Haut trocken bleibt.

- Inkontinenzhilfsmittel für Demenzkranke werden vom Arzt verordnet und von der Krankenkasse bis zu einem bestimmten Betrag bezahlt.
- Lassen Sie sich von Fachleuten (z. B. Sanitätshaus) beraten.
- Literaturempfehlung: Der Ratgeber »Inkontinenz in der häuslichen Versorgung Demenzkranker« der Deutschen Alzheimer Gesellschaft kann unter www.deutsche-alzheimer.de bestellt werden.

Leib und Seele zusammenhalten – essen und trinken

Um gesund zu bleiben, ist es wichtig, ausreichend zu essen und zu trinken. Besonders Flüssigkeitsmangel (Dehydratation) kann bereits nach wenigen Tagen akute Verwirrtheit und lebensbedrohliche Zustände erzeugen. Weil sie weniger Appetit und Durst verspüren, vergessen Demenzkranke, ob sie gegessen oder getrunken haben. Oder sie wissen nicht mehr, wie sie ihr Besteck gebrauchen sollen. In späteren Krankheitsphasen können zunehmend Schluckbeschwerden auftreten.

Wichtige Hinweise:
- Sorgen Sie bei den Mahlzeiten für eine angenehme und möglichst störungsfreie Atmosphäre. Machen Sie dem Kranken vor, wie man isst, möglicherweise erinnert er sich dann wieder an den richtigen Bewegungsablauf und kann selbstständig weiteressen. Weigert er sich zu essen, können möglicherweise Zahnprobleme oder ein schlecht sitzendes Gebiss dafür verantwortlich sein.
- Falls der Kranke nicht mehr mit Löffel, Messer und Gabel umzugehen weiß, bieten Sie Nahrung an, die mit den Fingern gegessen werden kann. Schneiden Sie die Nahrung in kleine Stücke, sodass der Kranke sich nicht so leicht verschluckt.

- Erkundigen Sie sich im Sanitätshaus nach speziell geformtem Besteck oder Geschirr, das dem Kranken das Essen und Trinken erleichtert.
- In späteren Stadien kann es notwendig werden, alle Nahrung zu zerkleinern oder zu pürieren.
- Sorgen Sie dafür, dass der Kranke regelmäßig trinkt. Motivieren Sie ihn beispielsweise dazu, indem Sie ihm zuprosten.
- Denken Sie daran, dass Demenzkranke oft nicht in der Lage sind, heiß oder kalt zu spüren, und sich deshalb den Mund mit heißer Nahrung oder Flüssigkeit verbrennen können.
- Wenn Kranke Schwierigkeiten beim Schlucken haben, fragen Sie eine Fachperson, wie man den Schluckakt stimulieren kann.
- Literaturempfehlung: Der Ratgeber »Ernährung in der häuslichen Pflege Demenzkranker« der Deutschen Alzheimer Gesellschaft kann unter www.deutsche-alzheimer.de bestellt werden.

Auch für ältere Menschen ein Thema – Sexualität

Generell beeinträchtigen Demenzerkrankungen die sexuellen Beziehungen nicht. Zärtlichkeit und Körperkontakt sind sogar sehr wichtig für die Kranken, denn die Fähigkeit zu sinnlicher Kommunikation bleibt sehr viel länger erhalten als die sprachliche Kompetenz. Je nachdem, wie stark die Demenz sie beeinträchtigt, können sie ihrem Bedürfnis nach Körperkontakt besser oder schlechter Ausdruck verleihen. Seien Sie deshalb geduldig mit Ihrem demenzkranken Partner, durch liebevolles Halten und Streicheln lässt sich herausfinden, ob er weitere Intimitäten wünscht.
Manchmal verlieren demenzkranke Menschen allerdings gänzlich das Interesse an Sexualität oder sie legen im Gegensatz dazu ein aufdringliches sexuelles Verhalten an den Tag. Ein solches für Angehö-

> Sich im Alltag einrichten

rige oftmals sehr peinliches Benehmen kann darin bestehen, dass die Kranken sich in der Öffentlichkeit ausziehen, mit ihren Genitalien spielen oder jemanden auf ungebührliche Weise berühren.

Wichtige Hinweise:
- Auch wenn Sie das Verhalten Ihres demenzkranken Angehörigen entsetzt, bleiben Sie gelassen und versuchen Sie, nicht übermäßig zu reagieren. Denken Sie daran, es ist die Krankheit, die das Verhalten auslöst. Möglicherweise haben Gesten, die auf den ersten Blick wie sexuelles Verlangen wirken, auch eine ganz andere Bedeutung. Greift sich eine demenzkranke Frau zwischen die Beine, kann dies auch bedeuten, dass sie auf die Toilette muss.
- Wenn der Kranke andere belästigt oder sich auszieht, versuchen Sie ihn sanft davon abzuhalten und mit anderen Aktivitäten abzulenken. Vergewissern Sie sich, ob Pullover oder Strumpfhose nicht vielleicht deshalb ausgezogen werden, weil sie »beißen« oder unbequem sind.
- Das Thema Demenz und Sexualität beschäftigt viele Betroffene. Suchen Sie Rat bei anderen Angehörigen oder Fachleuten, denen Sie vertrauen.

»Ich weiß mich zu wehren«
Erika G., 61 Jahre, pflegt ihren alzheimerkranken Mann zu Hause.

Meinen Mann habe ich als einen sehr ruhigen und ausgeglichenen Menschen kennengelernt. Eigentlich ist er ein ganz Lieber. Diese Charaktereigenschaften haben mich damals sehr angezogen. Wir haben uns großartig verstanden, sind viel zusammen tanzen gewesen. Auch heute hört mein Mann noch gern Musik – und bis vor Kurzem konnte er sich auch noch im Takt dazu bewegen.

Mein Mann hat Alzheimer. Die Diagnose kam sehr spät. Damals mehrten sich bereits die Zeichen, dass etwas mit ihm nicht stimmen konnte. Gärtnern ist immer sein großes Hobby gewesen. Doch plötzlich wusste er nicht einmal mehr, wie man Blumenstöcke pflanzt. Mit ihm im Auto zu sitzen, wurde immer riskanter. Oft ist er viel zu dicht am rechten oder linken Fahrbahnrand entlanggefahren. Ein anderes Mal hat er so abrupt die Spur gewechselt, dass mir angst und bange wurde. Als er eines Tages Bremse und Gaspedal verwechselte, habe ich ihn sofort anhalten lassen und mich selbst hinters Steuer gesetzt.

»Die ersten Aggressionen traten auf, als der Führerschein weg war«

Auf das Medikament, das der Arzt ihm verschrieben hat, ein Antidementivum, hat mein Mann gut angesprochen. Sogar mit dem Autofahren klappte es eine Zeit lang wieder besser. Wir haben noch sehr viele Ausflüge gemacht, bei denen er jedes Mal selbst gefahren ist.
Die ersten Aggressionen traten auf, als mein Mann den Führerschein schließlich doch abgeben musste. Ich selbst hätte ihn nie dazu gebracht, aufs Autofahren zu verzichten. Also habe ich unseren Arzt um Hilfe gebeten. Er hat dann mit meinem Mann ein ernstes Wort gesprochen und alles Weitere in die Wege geleitet. Mein Mann musste sich einer Fahrtauglichkeitsprüfung unterziehen – und der Führerschein war weg. Diesen Verlust hat er sehr schwer verkraftet. Also fing er an, mich beim Autofahren zu bevormunden und mir den Fahrstil zu diktieren. Ich musste genau seinen Anweisungen folgen, und wenn ich es nicht tat, wurde er wütend und beschimpfte mich. Da sein Orientierungsvermögen immer mehr abnahm, wurde es auch immer schwieriger, mit ihm noch irgendwo hinzugehen. Kannte er sich nicht mehr aus, beschuldigte er

mich, in die falsche Richtung zu laufen. »Wo sind wir? Das stimmt nicht! Du bist ja blöd!« Seine eigenen Probleme hat er praktisch auf mich übertragen.

»Der Urlaub war eine Katastrophe«

Trotzdem sind wir auch nach der Diagnose noch viel gereist. Besonders gern waren wir in der Karibik. Bei unserem dritten Aufenthalt in der Dominikanischen Republik kam es dann zur Katastrophe. Die ersten zehn Tage verliefen noch völlig unproblematisch. Eines Tages sind wir dann mit einem Ausflugsboot hinaus aufs Meer gefahren, um Wale zu beobachten. Das Wetter war schlecht, um uns herum nur das offene Meer, die Wellen schlugen immer höher. Plötzlich tauchte dicht vor unserem Boot das riesige Maul eines Walfisches auf. Selbst mir war inzwischen schon recht mulmig zumute, für meinen Mann aber war es wohl zu viel. Er hat die ganze restliche Fahrt über gejammert und geheult und ließ sich durch nichts mehr beruhigen.

Auch als wir wieder sicher im Hotel waren, hörte es nicht auf. Im Gegenteil, seine Panik steigerte sich von Tag zu Tag. Er hat ununterbrochen geschrien, sodass an Schlaf überhaupt nicht mehr zu denken war. Morgens haben wir dann immer in aller Frühe das Zimmer verlassen. Draußen beruhigte er sich meistens. Doch sobald wir das Zimmer wieder betraten, brüllte er wie am Spieß. Nachts mussten wir das Licht brennen lassen. Auch durfte ich ihn keine Sekunde mehr allein lassen, ohne dass er gleich in Panik geriet. Ich habe kein Auge mehr zugetan.

»Er ist einfach durchgedreht«

Wieder zu Hause, setzte bei meinem Mann die Inkontinenz ein. Seitdem ist der tägliche Pflegeaufwand erheblich gestiegen. Mein Geschäft als Innenausstatterin habe ich nach und nach aufgeben müssen. Ich bin immer viel zu Kunden rausgefahren. Meinen Mann habe ich anfangs noch mitnehmen können. Er hat dann beim Ein- und Ausladen geholfen oder ich habe ihn mit einfachen Tätigkeiten wie Schaumstoff schneiden und Nägel sortieren beschäftigt. Später haben ihn die vielen fremden Menschen überfordert, auch konnte er irgendwann nicht mehr allein auf die Toilette gehen. Danach habe ich versucht, von zu Hause aus weiterzuarbeiten, habe zum Beispiel Sitzmöbel neu gepolstert. Doch auch das war irgendwann zeitlich nicht mehr zu schaffen. Immer öfter musste ich jemanden beschäftigen, der die Aufträge für mich zu Ende führte. Da konnte ich es auch gleich bleiben lassen.

Vor anderthalb Jahren ist mein Mann dann das erste Mal durchgedreht. Wie ein Wahnsinniger ist er durch das Haus getobt, hat sämtliche Topfpflanzen umgeworfen, ist immer wieder gegen die Fensterscheibe gerannt. Nach diesem Ausbruch wurde er in eine psychiatrische Klinik eingewiesen. Die Ärzte dort haben ihn medikamentös neu eingestellt. Danach war eine Zeit lang Ruhe.

»Tobsuchtsanfall vor dem Spiegel«

Einige Monate später – wieder zu Hause – war es dann schlimmer als jemals zuvor. Er entwickelte einen regelrechten Verfolgungswahn und ließ sich seine Schuhe nicht mehr ausziehen. Die ganze Nacht ist er herumgelaufen und wollte nicht ins Bett. Weil mir nichts Besseres einfiel, habe ich ihn die Schuhe einfach anbehalten lassen. Sobald ich aber die Bettdecke darüberschlagen wollte, war erneut der Teufel los. Ich habe sein Verhalten folgendermaßen interpretiert: Wenn mein Mann anfängt zu toben, dann geschieht das, weil er sich fürchtet. Mit angezogenen Schuhen hat er sich vermutlich sicherer gefühlt. Er meinte wohl, jederzeit davonlaufen zu können. Am darauffolgenden Tag hat er einen Tobsuchtsanfall vor dem Spiegel bekommen. Er hat sich selbst nicht mehr erkannt.

Sich im Alltag einrichten

Dass sein Spiegelbild entsprechend wütend reagierte, brachte ihn nur noch mehr in Rage. Nachdem ich alle Spiegel abgehängt hatte, wurde es besser. Dann aber ging es im Badezimmer los. Auf den Badezimmerspiegel aber wollte ich wirklich nicht verzichten. Ich habe ihn einfach zugehängt.

Vergangene Weihnachten wollte ich endlich einmal für ein paar Tage wegfahren und hatte bereits alles arrangiert. Drei Tage vor meiner Abreise kam eine Pflegerin zu uns, die sich in meiner Abwesenheit um meinen Mann kümmern sollte. Beide sollten Zeit haben, sich aneinander zu gewöhnen. Es ging gründlich schief. Weil er sich wohl von ihr bedroht fühlte, hat mein Mann die Pflegerin im Badezimmer regelrecht angegriffen. Möglicherweise war es ihm unangenehm, beim Waschen von ihr berührt zu werden.

»Immerfort geschrien«

Trotz seiner unberechenbaren Gefühlsausbrüche habe ich keine Angst vor meinem Mann, denn ich weiß mich zu wehren. Als er einmal handgreiflich wurde, habe ich ihm einfach einen festen Klapps gegeben. Das hört sich zwar hart an, aber es hat gewirkt. Man darf eben keine Angst zeigen. Ansonsten versuche ich ihn eher durch sanfte Worte oder Zärtlichkeiten zu beruhigen.

Nach den heftigen Aggressionsschüben musste mein Mann erneut in die Psychiatrie. Dieses Mal aber kam er von dort ganz erbärmlich wieder zurück. Weil sie ihn im Bett fixiert hatten, hatte sich an seiner Ferse ein Druckgeschwür gebildet. In der Psychiatrie hatte er zudem das Essen verweigert und musste mit einer Flasche ernährt werden. Da er sich auch nicht hat waschen lassen, kam er mir regelrecht verwahrlost vor.

Nach einiger Zeit der Ruhe ging alles wieder von vorn los. Er hat immerfort geschrien. Hat Lachanfälle bekommen. Hat alles durch die Gegend geschmissen. Abends musste ich dann immer zusehen, dass ich ihn möglichst früh ins Bett bekam. Sonst ließ er sich, nachdem er sich ausgetobt hatte, an Ort und Stelle einfach auf den Boden fallen und ich habe ihn allein nicht mehr hochgebracht. Oft aber hat er bis morgens randaliert.

»Seitdem sitzt er im Rollstuhl«
Eigentlich hatte ich vor, auch dieses Jahr wieder mit ihm an die Ostsee nach Boltenhagen zu fahren. Dort gibt ein Ferienzentrum für Demenzkranke und ihre Angehörigen. Das ist eine feine Sache. Bei unserem ersten Besuch wurde uns eine Pflegerin zur Seite gestellt, die sich um meinen Mann kümmerte. Endlich einmal konnte ich ihn für kurze Zeit allein lassen, etwas für mich tun, spazieren gehen oder joggen. Auch mein Mann hat sich dort wohlgefühlt. Im Speisesaal saßen ein paar junge Frauen mit uns am Tisch. Sie haben immer mit ihm geschäkert. Er war sozusagen Hahn im Korb. Das hat ihm sehr gefallen. Richtig ausgeglichen war er damals.
Weil mein Mann vor einigen Wochen einen Krampfanfall hatte, wird vorerst nichts aus unserem Ostsee-Urlaub. An dem Tag, als es passierte, hatte ich bereits morgens bemerkt, dass er anders war als sonst. Er hat so merkwürdig geatmet und gezittert, als ob ihm kalt wäre. Ich habe ihn mit einer Decke zugedeckt und sofort einen Notarzt gerufen.
Seitdem sitzt mein Mann im Rollstuhl. Auch mit dem Essen klappt es nicht mehr so wie früher. Kurz nach dem Anfall musste ich ihm die Nahrung mit einer Spritze in den Mund träufeln. Jetzt kann er zwar schon wieder abbeißen, aber ich muss ihn Bissen für Bissen füttern, und das dauert oft länger als eine Stunde.
Was mich sehr gefreut hat: Heute beim Kaffeetrinken hat er selbstständig nach einem Stück Kuchen gegriffen und es gegessen. Das ist ein großer Fortschritt. Vielleicht geht es jetzt wieder ein wenig bergauf mit ihm …

Sich im Alltag einrichten

»Viel Verständnis, Zärtlichkeit und Nähe«

Dipl.-Psychologin Bettina Rath, Vorsitzende der Alzheimer Gesellschaft Mittelhessen, über den richtigen Umgang mit demenzkranken Menschen

Frage Einer der Hauptgründe für schwieriges Verhalten bei demenzkranken Menschen wie Unruhe, Angstreaktionen und Aggressivität ist falscher Umgang mit ihnen. Worauf ist besonders zu achten?

Bettina Rath *Ganz wichtig im Umgang mit demenzkranken Menschen ist es, die Krankheit zu akzeptieren und nicht etwa gegen sie anzukämpfen. Vielen pflegenden Angehörigen fällt dies äußerst schwer. Sie versuchen immer wieder, mit dem kranken Ehepartner, der Mutter oder dem Vater vernünftig – das heißt nach unseren Kriterien der Vernunft – zu reden und geraten über seine irrationalen Antworten in Zorn. Dieses Verhalten zeigt, dass die Krankheit vom gesunden Partner verleugnet wird. Er versucht verzweifelt den alten Zustand wiederherzustellen. Menschen mit Demenz sind aber nicht in der Lage, Kritik konstruktiv umzusetzen, sondern fühlen sich dadurch überfordert. Sie reagieren dann häufig aggressiv oder entwickeln Depressionen.*

Frage Warum kann Überforderung bei demenzkranken Menschen schwieriges Verhalten auslösen?

Bettina Rath *Im Verlauf der Krankheit verliert der Betroffene immer mehr an kognitiven und alltagspraktischen Fähigkeiten. Dies führt dazu, dass er immer weniger in der Lage ist, Anweisungen zu folgen und alltägliche, früher für ihn selbstverständliche Handlungen auszuführen. Diese Verluste nehmen die Betroffenen anfangs noch sehr bewusst wahr und sind darüber sehr unglücklich. Deshalb sollte man ihnen nichts abverlangen, wozu sie nicht mehr imstande sind. Doch nicht nur Überforderung, sondern auch Unterforderung ist für Menschen mit Demenz nur schwer zu ertragen.*

Frage Schadet übertriebene Rücksichtnahme im Umgang mit demenzkranken Menschen?

Bettina Rath *Demenzkranke wollen in der Regel selbst noch etwas tun, das Gefühl haben, nützlich zu sein. Wenn zum Beispiel jemand einen Teller abtrocknet, der dann anschließend aber noch völlig nass*

Viel Verständnis, Zärtlichkeit und Nähe

Interview

ist, sollte man ihm den Teller nicht einfach wegnehmen und sagen: »Gib her, ich mach das schon!« Der Kranke steht sonst blamiert daneben. Einmal mehr wurde ihm sein Versagen vor Augen geführt. In einem solchen Fall ist es besser, ihn machen zu lassen und dafür zu loben, dass er so engagiert hilft – auch wenn das Resultat nicht befriedigend ist. In anderen Fällen empfiehlt es sich, ihm so unauffällig Hilfestellung zu geben, dass er es nicht merkt.

Frage Wie sieht eine solche unauffällige Hilfestellung aus?

Bettina Rath Ein gutes Beispiel ist der Toilettengang. Viele Demenzkranke können ihn irgendwann nicht mehr allein bewältigen und benötigen Hilfe. Für einige ist das peinlich und nur schwer zu akzeptieren, deshalb lehnen sie sie ab. Hier sollte man den Erkrankten so viel wie möglich allein machen lassen, wie sich beispielsweise die Hose aufzuknöpfen. Dann lenkt man ihn kurz ab, indem man ihm etwas Nettes oder Lustiges ins Ohr flüstert, zieht ihm schnell die Hosen herunter und dirigiert ihn ganz nebenbei auf die Toilette. Grundsätzlich sollte man alle Situationen, in denen der Kranke versagen könnte, vermeiden und ihm das Gefühl geben, er könne noch alles.

Frage Lässt sich dadurch schwieriges Verhalten vermeiden?

Bettina Rath So lassen sich viele Situationen entschärfen. Schwieriges und unruhiges Verhalten ist meistens ein Zeichen großen inneren Drucks. Oft sind Panik- oder Angstattacken der Auslöser. Ängste können dann in Aggressionen umschlagen. Bei akuten Schüben allerdings, wenn der Kranke sich durch nichts mehr beruhigen lässt, kann eine vorsichtige medikamentöse Unterstützung helfen. Das heißt natürlich nicht, den Betroffenen mit Psychopharmaka ruhigzustellen, sondern die Spitze der inneren Unruhe wegzunehmen, sodass der Kranke wieder zugänglich ist. Besser ist es aber, wenn es gar nicht erst so weit kommt.

Frage Welche Stressfaktoren sollten auf jeden Fall vermieden werden?

Bettina Rath Auf Lärm, Unruhe oder zu viele Menschen reagieren Demenzkranke sehr empfindlich. So kann es beispielsweise extrem belastend für den Erkrankten sein, an einer Familienfeier teilzunehmen.

»Viel Verständnis, Zärtlichkeit und Nähe«

Da er simultane Reize nur schwer verarbeiten kann, vermag er Gesprächen unter zu vielen Personen nicht mehr zu folgen. Auch lärmende Kinder können einen Kranken überfordern. Das löst in ihm die Angst aus, die Situation nicht mehr zu bewältigen.

Frage Wie lässt sich im Alltag erreichen, dass es dem Erkrankten gut geht?

Bettina Rath Demenzkranke brauchen liebevolle Fürsorge von ausgeglichenen, freundlichen Menschen, die ihr Fehlverhalten und ihre Fehlinterpretation der Wirklichkeit möglichst taktvoll übergehen, sie nicht mit ihren Defiziten konfrontieren, sie loben und in ihren noch vorhandenen Kompetenzen stärken, ihnen viel Zärtlichkeit und Nähe geben, ihre völlig unrealistische Selbstwahrnehmung freundlich akzeptieren und auch absolut ungerechtfertigte Vorwürfe liebevoll auffangen.

Frage Das können pflegende Angehörige aber nicht immer leisten, die Anforderungen an sie sind ja ohnehin schon sehr hoch.

Bettina Rath Ausschließlich nach den Bedürfnissen des demenzkranken Partners oder Elternteils zu leben, kann natürlich niemand, aber dennoch gibt es viele Dinge, die dem Kranken guttun.

Frage Wie lassen sich diese Dinge herausfinden?

Bettina Rath Der Krankheitsverlauf ist individuell verschieden, ebenso sind es die Bedürfnisse und Verhaltensweisen der Erkrankten. Deshalb gibt es keine allgemeingültigen Regeln und keine Patentrezepte für den Umgang mit demenzkranken Menschen, sondern es gilt auszuprobieren, was im Einzelfall hilft. Dafür sollte man, solange es geht, den Erkrankten miteinbeziehen und ihn nach seinen Wünschen und Bedürfnissen fragen. Gerade Menschen mit Demenz zeigen in der Regel unmittelbar, was sie mögen und was nicht. Manche gehen gern raus an die frische Luft, andere wiederum wollen am liebsten den ganzen Tag zu Hause verbringen. Und wieder andere werden zunehmend passiv und tun gar nichts mehr. Gerade bei jemandem, der früher sehr betriebsam war, ist das für Angehörige schwer hinzunehmen. Dennoch sollte man ihn lassen, man kann versuchen zu motivieren, sollte ihn aber niemals zu etwas zwingen.

Interview

Frage Was wirkt besonders positiv auf Demenzkranke?

Bettina Rath Bewegung und Spaziergänge, ein fester Tagesrhythmus und die Aufrechterhaltung möglichst vieler Kontakte tun den Erkrankten gut. Die meisten reagieren zudem sehr positiv auf Musik. Musik hat die Macht, Menschen in eine angenehm warme Stimmung zu versetzen, besonders dann, wenn mit ihr Erinnerungen an früher verknüpft sind. Das ist oft bei Volksliedern der Fall. Auch Singen hat viele positive Auswirkungen, es fördert Atmung, Konzentration und Durchblutung. Feste mit Musik sind in allen Kulturen ein zentrales gemeinschaftsbildendes Ereignis und werden als lustvoll erlebt. Diese Empfindungen sind in Bereichen des Gehirns verankert, bis zu denen die Demenz nicht vordringt. Ich merke das immer wieder bei den Menschen, bei denen die Krankheit schon so weit fortgeschritten ist, dass kaum noch etwas sie zu erreichen vermag – selbst sie wippen im Takt der Musik.

Was Demenzkranken guttut

- Angenehme sinnliche Eindrücke wie der Besuch einer Bildergalerie oder eines Blumenparks, aber auch wohltuende Farben und wohlriechende Düfte in der Wohnung
- Musik aus früheren Zeiten, zu singen und sich zur Musik zu bewegen
- Jede Art der körperlichen Zuwendung, aber auch ein entspannendes Bad oder ein Besuch beim Friseur
- Sich gemeinsam Fotos von früher anzusehen
- Viel Bewegung, Ausflüge, Spaziergänge, gymnastische Übungen, einfache Spiele – sofern sie den Kranken nicht überfordern. Kontakt mit anderen Menschen, Einsamkeit hingegen ist Gift für Demenzkranke
- Einfache Beschäftigungen, die der Erkrankte noch ausführen kann, wie Hausarbeit, Zettel zurechtschneiden oder Dinge sortieren. Dabei an die persönliche Biografie anknüpfen: Möglicherweise hat der Kranke früher Briefmarken gesammelt und ordnet sie auch heute noch gern
- Ein fester Tagesrhythmus mit sich wiederholenden Abläufen

Anhang

Kontaktadressen

Deutsche Alzheimer Gesellschaft e. V.
Friedrichstraße 236
10969 Berlin
Tel. 0 30/2 59 37 95–0
Fax 0 30/2 59 37 95–29
www.deutsche-alzheimer.de
Alzheimertelefon: 0 180 3/17 10 17
Sprechzeiten: Mo.–Do. 9–18 Uhr,
Fr. 9–15 Uhr
Hier erfahren Sie auch die Adresse einer regionalen Mitgliedsgesellschaft, Selbsthilfegruppe, Beratungsstelle sowie Gedächtnissprechstunde in Ihrer Nähe.

Bundesarbeitsgemeinschaft Wohnungsanpassung e. V.
c/o Koordinierungsstelle rund ums Alter
Mühlenstraße 48
13178 Berlin
Tel. 0 30/4 75 31–719
Fax 0 30/4 75 31–892
www.wohnungsanpassung.de

Hirnliga e. V.
Geschäftsstelle
Postfach 1366
51657 Wiehl
Tel. 0 700/44 76 54 42
Mo.-Fr. 8.30–12.30 Uhr
www.hirnliga.de

Kuratorium Deutsche Altenhilfe (KDA)
An der Pauluskirche 3
50677 Köln
Tel. 02 21/93 18 47–0
Fax 02 21/93 18 47–6
www.kda.de

NAKOS
Nationale Kontakt- und Informationsstelle zur Anregung und Unterstützung von Selbsthilfegruppen
Wilmersdorfer Straße 39
10627 Berlin
Tel. 0 30/31 01 89 60
Tel. 0 30/31 01 89 70
www.nakos.de

Sozialverband Deutschland e. V.
Stralauer Straße 63
10179 Berlin
Tel. 0 30/72 62 22–0
Fax 0 30/72 62 22–311
www.sovd.de

Hier erfahren Sie Kontaktadressen in Wohnortnähe

Sozialverband VdK Deutschland e. V.
Hauptsitz
Wurzerstraße 4a
53175 Bonn
Tel. 02 28/8 20 93–0
Fax 02 28/8 20 93–43
www.vdk.de

Verbraucherzentrale Bundesverband e. V. (vzbv)
Markgrafenstraße 66
10969 Berlin
Tel. 0 30/58 00–0
Fax 0 30/58 00–218
www.vzbv.de
Hier erfahren Sie die Adressen der Verbraucherzentralen der einzelnen Bundesländer.

Literatur

Demenz allgemein:

Der kostenlose Ratgeber
»*Wenn das Gedächtnis nachlässt*«
(Bestellnr. BMG-P-G 504, Stand: März 2006)
ist beim Bundesministerium für Gesundheit erhältlich:
Referat Öffentlichkeitsarbeit
11055 Berlin
Tel. 0 180 5/52 78 52 71
Fax 0 180 5/52 78 52 72
Er kann auch im Internet unter www.bmg.bund.de heruntergeladen werden.

Rat für Betroffene bietet die Broschüre
»*Alzheimer – Was kann ich tun?*
Erste Hilfe für Betroffene«, Band 2 der Praxisreihe,
7. Auflage, Berlin 2006. ((aktualisiert))
Erhältlich über die Deutsche Alzheimer Gesellschaft.

Betreuung und Pflege:

Deutsche Alzheimer Gesellschaft e. V. (Hrsg.):
Leben mit Demenzkranken. Hilfen für schwierige Verhaltensweisen und Situationen im Alltag,
Band 5 der Praxisreihe,
2. Auflage, Berlin 2005. Erhältlich über die Deutsche Alzheimer Gesellschaft.

Anhang

Deutsche Alzheimer Gesellschaft e. V. (Hrsg.):
Ratgeber Häusliche Versorgung Demenzkranker. Band 5 der Schriftenreihe, 2. aktualisierte Auflage, Berlin 2007. Erhältlich über die Deutsche Alzheimer Gesellschaft.

Pflegeversicherung:

Deutsche Alzheimer Gesellschaft e. V. (Hrsg.):
Leitfaden zur Pflegeversicherung. Antragstellung, Begutachtung, Widerspruchsverfahren, Leistungen, Band 1 der Schriftenreihe, 8. Auflage Berlin 2007. Erhältlich über die Deutsche Alzheimer Gesellschaft.

Verbraucherzentrale NRW (Hrsg.):
Pflegefall – was tun? 6. Auflage, Düsseldorf 2006.

Ernährung und Wohnen:

aid Infodienst Verbraucherschutz, Ernährung, Landwirtschaft e. V. (Hrsg.)
Ernährung im hohen Alter. Ratgeber für Angehörige und Pflegende.
2. Auflage, Köln, 2005.
Bestellung: aid Infodienst Verbraucherschutz, Ernährung, Landwirtschaft e. V.
Friedrich-Ebert-Straße 3
53177 Bonn
Tel. 02 28/84 99–0
Fax 02 28/84 99–177
www.aid.de

Deutsche Alzheimer Gesellschaft e. V. (Hrsg.):
Ernährung in der häuslichen Pflege Demenzkranker.
Band 6 der Praxisreihe, 6. Auflage, Berlin 2006.
Erhältlich über die Deutsche Alzheimer Gesellschaft.

Deutsche Alzheimer Gesellschaft e. V. (Hrsg.):
Technische Hilfen für Demenzkranke. Orientierungshilfen für den Umgang mit technischen Unterstützungsmöglichkeiten bei der Betreuung Demenzkranker, Band 4 der Schriftenreihe, 3. Auflage, Berlin 2005. Erhältlich über die Deutsche Alzheimer Gesellschaft e.V.

Rechtliche Vorsorge:

Der kostenlose Ratgeber »*Betreuungsrecht*« (Stand: Januar 2006) ist beim Bundesministerium der Justiz zu erhalten:
Mohrenstraße 37
10117 Berlin
Tel. 0 18 05/77 80 90
Fax 0 30/18 10 580 8000
Er kann auch im Internet unter www.bmj.bund.de heruntergeladen werden.

Deutsche Alzheimer Gesellschaft e. V. (Hrsg.):
Ratgeber in rechtlichen und finanziellen Fragen für Angehörige von Alzheimer-Patienten, ehrenamtliche und professionelle Helfer. Band 2 der Schriftenreihe, 4. Auflage, Berlin 2005. Erhältlich über die Deutsche Alzheimer Gesellschaft

Stiftung Warentest:
Vererben und Erben. 6. aktualisierte Auflage, Berlin 2005.

Verbraucherzentrale Nordrhein-Westfalen (Hrsg.)
Patientenverfügung, Vorsorgevollmacht und Betreuungsverfügung. 9. Auflage, Düsseldorf 2007. Erhältlich bei allen Verbraucherzentralen.

Spannende Bücher:

»*Small World*« von Martin Sutter (Diogenes Verlag 2000) ist ein spannender Roman mit einer alzheimerkranken Hauptperson.

»*Alzheimer*« von Michael Jürgs (C. Bertelsmann Verlag 2006) ist eine interessante Biografie über den Nervenarzt Alois Alzheimer.

Register

A

Acetylcholin 17–19, 58
Acetylcholinesterasehemmer 58–59
Aggressionen 153–154
Aktivität, körperliche 37
Alltag 128–169
- Probleme 147–169

Alzheimerkrankheit 16–19
- Ursachen 16–17, 19
- Krankheitsmechanismen 16

Amyloid-Plaques 16
Angst nehmen 134
Anregung, geistige 79–80
Ansprechpartner 44
Antidementiva 62
- Behandlungserfolg 62
- Einsatz 62
- Name, chemischer 62
- Nebenwirkungen, typische 62
- Wirkungsweise 62

Antidepressiva 63-64
Argumentieren, logisches 82
Arteriosklerose 27
Aufmerksamkeitsstörungen 43

B

Badezimmer 136–137
Beanspruchung, körperliche 95
Bedürfnisse des Kranken 130–131
Begleitsymptome 61–62
Begleitung, psychologische 57
Behandlung 56–75
Beratungsangebote 137
Beratungsstellen 93
Beschäftigungstherapie 65
Beschuldigungen 80
Besuchsdienst 114
Betreuung 92–99
- zu Hause 92–94

Betreuungsverfügung 103
Bewegungstherapie 73
Botenstoffe 17–19

C

Computertomografie (CT) 50

D

Dehydratation siehe Flüssigkeitsmangel
Demenz
- beginnende 39
- Begleitsymptome 61–62
- Frontotemporale 20
- Leben mit 91–127
- Mischformen 29
- mit Lewy-Körperchen 20
- Risikofaktoren 28, 36–37, 60
- Unterschied zur Depression 48–49
- Ursachen 14–15
- vaskuläre 27–29
- Verlauf 27
- Verlaufsstufen 76–89

Demenzen, gefäßbedingte 60
Demenzerkrankungen, seltene 19–27
Demenz-WG 126–127
- Information 127
- Kosten 127

Denken 68
- planendes 43

Depression 48–49, 149
Desorientierung 64
Diagnose
- Aufklärung über 99
- sichere 40–55

Durchblutungsstörungen im Gehirn 27–29

E

Eiweißablagerungen im Gehirn 16–19
Entscheidungen
- nach der Diagnose 100–102
- richtige 94–99

Erfahrungsaustausch 84
Ergotherapie 65, 68
Erinnerungstherapie 68–72
Erleichterung der Pflege 138–139
Ernährung 38–39
Essen 158–159

F

Flüssigkeitsmangel (Dehydratation) 158
Früherkennung 42

G

Gedächtnissprechstunden 46
Gedächtnistraining 68
Gefühle ausdrücken 72–73
Gene, fehlerhafte 19
Gesundheitscheck 36–37
Grenzen, eigene 99–112

H

Halluzinationen 152–153
Handeln, planendes 43
Hausarzt 44
Haushaltshilfen, ausländische 116–117
Hilfe 79–80, 82
- annehmen 112–117
- mobilisieren 112–117

Hilfen, technische 135
Hilfestellung 82–83, 84
Hinterherlaufen 150

I

Identität 82
Informationen
- einholen 93–94
- für den Arzt 47

Inkontinenz 157–158

K

Kernspintomografie (MRT) 50

Register

Kleidung 156
Körperfunktionen 83
Körperkontakt 84
Körperpflege
  • Vernachlässigung 155–156
Kosten 114, 116, 119, 127, 137, 138
Küche 136–137
Kunsttherapie 72–73
Kurzzeitgedächtnis 42, 43
Kurzzeitpflege 115
  • Finanzierung 116

L

Leistungsfähigkeit, geistige 48

M

Medikamente 57–64
Memantine 61
Milieutherapie 75
Multi-Infarkt-Demenz 28
Musiktherapie 72–73

N

Nachfragen 150
Nervenwasser 15
Neuroleptika 62
Neuronen
  • Abbau 61

O

Orientierung erleichtern 79–80
Orientierungsprobleme 43

P

Patientenverfügung 104
Pflege
  • Grundvoraussetzungen 95
  • zu Hause 117–127
Pflegebedürftigkeit 83–89
Pflegeheim
  • Ausrichtung auf Bedürfnisse 119
  • Auswahlkriterien 118–120
  • Betreuung, angemessene 119–120
  • Einbeziehung der Angehörigen 120
  • Finanzierung 119
  • Kosten 119
  • Versorgung, medizinische 120
Pflegesätze 102
Pflegeversicherung
  • Beratung 138
  • Information 138
Pick-Krankheit 20–27
Positronenemissionstomografie (PET) 51
Psychotherapie 65

R

Realitätsverlust 82
Regsamkeit, geistige 37–38
Risikofaktoren 28, 36–37

S

Schlafstörungen 154–155
Selbstbild bewahren 74–75
Selbsterhaltungstherapie (SET) 74–75
Selbsthilfegruppe 113–114
Selbstständigkeit 131, 134
  • in der Wohnung 131
Sexualität 159–169
Sicherheit in der Wohnung 134–137
Stoffwechselvorgänge, fehlerhafte 16
Stressabbau 105–106
Symptome 61–64

T

Tagespflege
  • Kosten 114
Tanztherapie 72–73
Tests, psychometrische 49–50
Therapien 30–35
Therapieverfahren, nicht medikamentöse 64–75
Trinken 158–159

U

Umgang, wertschätzender 73–74
Umherwandern, nächtliches 154–155
Unruhe, hochgradige 82
  • ziellose 151–152
Unterbringung, geeignete 115

V

Validation 73–74
Veränderungen
  • der Persönlichkeit 20
  • des zwischenmenschlichen Verhaltens 20
Verantwortung, geteilte 98
Verfahren, bildgebende 50–51
  • Vergessen
  • schleichendes 12
  • Stadien 76–89
Vergesslichkeit 78–79
Verhaltensänderungen 81–82
Verhaltensschwankungen 83
Verlaufsstufen 78–89
Verlust
  • des Selbst 80–83
  • der Selbstständigkeit 80–81
Verständigung 81
Verständigungsprobleme 148–149
Verstehen 146–147
Vorbeugung 30–35, 36–39
Vorsorgemaßnahmen 103
Vorsorgevollmacht 103

W

Wahnvorstellungen 152–153
Warnzeichen
  • für Überforderung 104
Wesensänderungen 43
Wohnformen, neue 126–127

Z

Zusammenleben 139–147

Impressum

© 2008 by Südwest Verlag, einem Unternehmen der Verlagsgruppe Random House GmbH, 81637 München.

Die Verwertung der Texte und Bilder, auch auszugsweise, ist ohne Zustimmung des Verlags urheberrechtswidrig und strafbar. Dies gilt auch für Vervielfältigungen, Übersetzungen, Mikroverfilmung und für die Verarbeitung mit elektronischen Systemen.

Hinweis
Die Ratschläge/Informationen in diesem Buch sind von Autorin und Verlag sorgfältig erwogen und geprüft, dennoch kann eine Garantie nicht übernommen werden. Eine Haftung der Autorin bzw. des Verlags und seiner Beauftragten für Personen-, Sach- und Vermögensschäden ist ausgeschlossen.

Bildnachweis: Mauritius Images, Mittenwald: (Stock Image), S. 12/ 13 Südwest Verlag, München (Getty/Digital Vision/lizenzfrei); S.40/41: Agentur Focus, Hamburg: (Helen MCCardle/SPL); S. 55/56: Medical Picture, Köln (Baerbel Hoegner);S. 60: Detlef Seidensticker; S. 76/77: Andrea Marka; S. 90/91: André Pöhlmann; S. 128/129: Visum Foto, Hamburg: (Christine Basler/buchcover.com)
Projektleitung: Sabine Gnan
Komplettproducing: Dr. Gabriele Schweickhardt, Frankfurt/M.
Layout: v-Büro, Jan-Dirk Hansen, München
Producing: RSRDesign Reckels & Schneider-Reckels, Wiesbaden
Bildredaktion: Dietlinde Orendi
Umschlaggestaltung und Konzeption: R.M.E Eschlbeck/Kreuzer/Botzenhardt
Druck und Verarbeitung: Alcione, Lavis

Printed in Italy

Gedruckt auf chlor- und säurearmem Papier

ISBN 978-3-517-08351-3

9817 2635 4453 6271